《精神医学重要文献シリーズ Heritage》

臺弘・土居健郎 編

精神医学と疾病概念

みすず書房

精神医学と疾病概念　目次

まえがき

本書は、一九七四年二月二二日から二四日まで、伊豆山において、十一人の参加者によって行なわれた討議集会の記録である。「精神医学における疾病概念」に関して、このような会を持とうとした主旨を、よびかけの案内状から再録してみよう。「現在、精神医学や医療のあり方について、多くの混乱が見られます。我国では、それがことに甚だしいことは、皆様御存知の通りです。その理由にはいろいろ考えられますが、一つには精神疾患の概念が大きく動いており、十分に整理されていない所に原因がありましょう。伝統的な医学モデルによる疾患概念は社会モデルに挑戦されており、また精神疾患を人が罹患し治療される疾患とする見解は、ひとりの人間の特有な生き方として認めようとする見解と対立しています。このような見解の相違は、疾患の治療、管理および研究、さらに教育に対する考え方にも大きく影響しております。臺と土居は、この問題について何度か話し合いましたが、この際、小人数で十分な討議を行ない、課題を整理、検討して、対立の中に共通項を見出し、将来への方向を見定める必要があると考え、この集会を企画した次第です。」

参加者としては、いろいろの立場で精神医学の研究や医療の実践にたずさわっておられる方にお願いしたつもりであるが、結果として世話人の身近の方々の集まりといった形になったために、多少の片寄りをきたしたことを御寛容いただきたい。

主題の性質上、精神科関係者以外に、一般の医学と医療の立場から、砂原茂一氏に参加をお願いしたところ、御多忙の中を会に加わって下さったことは、われわれの深く感謝するところである。

会合の手順は、あらかじめ参加者より原稿をいただき、討議集会前にすべてのコピーを参加者の手許にとどけ、それをもとにして討議を行なった。従って本書には、各参加者の論文と討議がそのままに集録されている。

本文の初めに、一般に用いられる「病気」と医学で用いられる「疾患」とを一応区別して規定したいと書かれているのに、本書の題名が「精神医学と疾病概念」となっているのは、出版の段階で、土居の提案に臺が譲歩して変更したものである。これは臺と土居の考え方に微妙なニュアンスの相違があることを示している。

臺が「病気」または「疾病」と区別して、「疾患」の必要にこだわるのは、統合失調症の生物学的理解について、臺の当時の見解を知っていただく必要がある。関心のある読者は、それに関する臺の主要論文「履歴現象と機能的切断症候群——精神分裂病の生物学的理解」（精神医学、二一巻、五号、四五三—四六三頁、一九七九年）もご参照下されば幸いである。

本書の復刊が、この主題に関心を持たれる方々にご参考になることを願うと共に、初版の編集、出版について御骨折をいただいた東京大学出版会の鴨沢久代その他の皆様に改めて御礼を申し上げたい。

一九七五年一月（二〇一〇年六月加筆）

臺　弘

精神医学と疾病概念

病気と疾患、生活概念から生物概念へ

臺　弘

病気や疾患の概念の論議は概念自体のあいまいさの故に混乱しがちである。ここでは問題点を整理するために、人為的の誇りを覚悟の上で、一般に用いられる「病気」と医学で用いられる「疾患」とを、一応区別して規定することにしたい。その前に「病気」も「疾患」も共に基盤として健康の損われた状態をもっているから、より広い健康概念について述べることから始めよう。健康の概念について多くの人々が語っているところによると、歴史的にも社会的にもまず身体的な健康が問題にされ、次いで身体・精神的な健康、精神的な健康が取り上げられ、さらに現在では環境を含んだ生態的な問題として考えられるようになった(1)。疼痛や麻痺が身体的不健康であり、不安や不眠が精神的不健康であると同様に、家庭内人間関係のゆがみ、過密人口、物理化学的環境汚染もまた不健康であるといわれる。「不健康」は「病気」や「疾患」を内包するさらに広い概念ではあるが、「病気」や「疾患」とは同義ではない。環境汚染は社会の病気であるという時、「病気」という言葉は単に比喩的な意味で使われているのである。

医学と医療は「不健康」を取り除き、予防し、健康を確保するために健康問題に関与する。現在の医学と医療にとって「不健康」が「疾患」と同様に、あるいはそれ以上に重要な課題となった理由は、健康の保持、不健康の予防、早期治療、後保護が人々により社会にとってより基本的で効果のある「疾患」対策でもあることが明らかになったためである。

精神的側面では、「病気」概念よりも実は「不健康」概念の方が先行して考えられてきたといえる。このことは精神障害の理解のために重要な意味をもつ。狂人、変人、奇人、痴人などという言葉は、近代精神医学の成立に先立って存在し、さまざまの内容をもって用いられた。これらの言葉は時に負の価値のみならず正の価値づけを含むことさえあったし、今日またそれが叫ばれている。しかしこれらの人々が総じて社会生活の上で「健康」でない側面をもつことは今も昔も変わらない。英語の insane（in + sānus）がそのまま狂気を意味する言葉になっていることも、洋の東西を問わず共通する事態を物語っているように思われる。

さて、精神科医療の実践の中で、医師の直面する精神障害は、「疾患」であるより前に、患者や相談来訪者のもつ精神的苦悩であり、当人の自我と世界の関連の変化であり、対人関係の障害であり、行動の異常である。これらは人々の生き方の問題であり、生活の領域の出来事である。これらはその人々の置かれた境遇の中で、他の人々との係わり合いを離れては存在しない。つまり精神の「不健康」はまず生態的な含みをもつ生活概念として把えられなければならないものである。患者の立場に立って考えるならば、「疾患」を癒してもらうことよりも、また社会が改革されることよりも、まず健康に暮らせるための助力を医師に求めているのである。

私がこのような見解に到達したのは、統合失調症者の社会復帰や再発予防を目標として治療活動を行ない始めてからのことであった。この見解は誠に平凡で常識的なものであるが、医師としての活動にいくつかのレベルがあること、それらのレベルで分別的に（differential）振る舞う必要のあることを強く自覚させられたのであった。昭和三十年代の前半に仲間の間で「生活臨床」という言葉がつくられたのは、そのような背景のもとであった。[2・3]生活は生物的側面と社会的側面の両面をもち、生活者の主体のもとに統一されている領域、レベルである。群馬大学病院精神科での「生活臨床」は、統合失調症の治癒を窮極目標とはしても当面の目標ではなく、病者の生活をより健康に近づけることが目標だったのである。ただし臨床という言葉にはなお「疾患」の治療への関心が濃厚ににじみ出ている。後述するように、これは統合失調症に関する限り十分な妥当性をもつが、このあいまいさは英訳して外国人に伝えようとした時、大いに苦労したものであった。これは結局その時に用いた精神医学的社会生活指導という言葉(psychiatric guidance to social life)の方がより明瞭に内容を伝えることになったろう。小坂英世も一時期同じような活動を社会生活指導とよんでいた。[4]ただし彼は、その後、それを統合失調症の窮極療法と誤解したため、かえってその本質を見失ってしまったように見える。精神医学的社会生活指導の対象は統合失調症者には限らない。精神障害者は生活面での不健康者として、広く「生活臨床」の対象となるはずである。実際「生活臨床」は「病人」だけを相手にしていたのではらちがあかないのである。

ところで常識のいう精神的「不健康」が生活の障害、困難の領域にあるとしても、その中の一部は「病気」としてその解決や援助が特に医療に期待されている。もちろん「病気」の内容はすこぶるあいまいで、人により状況によって大幅にゆれ動く。私は占師、信徒、牧師から患者の治療を依頼された経験があるし、患者が精神科医の他に教師や心理相談者を訪ねる場合もまれではない。精神衛生思想の普及と、身近に相談相手をもてなくなった孤立的社会生活の増加が、精神科医訪問の機会を増やしていることも疑いない。

訪問者は、医者にかかっているのだから私は病人なんでしょうという形で自分の病気を容認することがあるし、周囲の人々も受診の必要があるから当人に「病気」があると考えることがある。また周囲の人々は、当人の言動が「まとまらない」「取り乱している」（人格統合の欠陥）、「奇妙である」（了解の困難）、「常軌を逸している」（平均からの逸脱）などの理由によって、当人に「病気」があると称することがある。さらに何よりも当人は、自分の不安やおそれ、苦悩によって、それが自分にはどうにもならない（自我の統制不能）ことを自認するが故に、病気の状態にあるとすることもあろう。強迫神経症者と統合失調症者の相違はこの点の自認にあることが普通である。また断酒会の誓いの言葉の始めには、「私たちは酒の魔力に捉われ、自力ではどうにもならなくなったことを認めます」とある。(5) これは病気の自認が自力の限界を知ること、したがって自分でできないこととできることのわきまえと通ずることを示している。そして中毒者の更生はここから始まる。

さて、医師や保健関係者は、患者や訪問者が訴える状態を診断して相談や医療を行なうのであるが、医師は患者の「病気」と称する状態に対して後述の意味で「疾患」を認める場合もあれば否認する場合もある。さらに患者や訪問者やその家族が「病気」と気付かない場合にも「疾患」を発見する場合もある。「病気」と「疾患」はこうして一致も不一致もあって、この二つの判断は共通する「不健康」の基盤の上に立ちながら、異なる規準をもつ概念であることを知るのである。私見によれば、「病気」は上述のような種々の理由によって名付けられた名称、論理学的には名辞概念であるのに対して、「疾患」は明確な規定をもつ実体概念か、あるいは実体を目指している概念であるべきである。ある「病気」は診断によって進行麻痺や脳腫瘍という実体的な「疾患」となり、あるいはアルコール依存や統合失調症、躁うつ病などのような実体を目指す「疾患」とされる。ここに専門家としての医師の出番が要求される。

ここで医師の機能として医療と医学の区別を明らかにしておく必要があるだろう。さきに精神的「不健康」は（これを当該個人についていえば精神障害とよばれる）生活概念であると述べたが、精神科医療もまた生活の場で行なわれることになる。精神科医は患者個人の生活に助言を与え、家族や周囲の人々に援助を与える。職場、学校、地域さらには公的社会の精神衛生機構に働きかける場合もある。精神科医療は基本的には患者個人に向けられているが、「生活臨床」の実践が示したように、それは必然的に生活「不健康」に拡大される。この傾向は我が国ばかりでなく世界的な現代精神科医療の動向であって、そのために精神科医は医療や福祉の関係者、さらには一般市民との協力を必要とするに至ったのである。この協力を忘れることは、一部で精神科医療万能の思い上がりや、他面任務の背負い過ぎによる無力感や独自性の喪失を来たす結果ともなっている。精神科医は自分が何をすることができ、何ができないか、自らの可能性と限界を認識することによって、初めて独自性を主張することもできるようになる。このことは生活「不健康」に関与する他の職種の人々にとってもそれぞれにあてはまることであり、こうして初めて真の協力関係が成立しうるのである。

ついでながら、我が国では「精神衛生」は実質的な発展をとげる前にいつしか空々しい言葉となり、代わって岡田靖雄の造語「精神医療」が多く使われるようになった。このことは外国における mental hygiene が生活的な mental health に拡大した方向にくらべて、むしろ我が国の精神科医療の逆行、屈曲した姿を示すように見える。私は積極的な精神衛生が実践的に生かされて言葉の活力が復活することを期待するとともに、精神科医としてはその中で本来果たすべき役割を明確にする意味で、むしろ「精神科医療」を狭く用いたいと思う。

さて医療が個々の生活場面での特定個人に向けられているのに対して、医学は広く客観的に妥当する真実の知識に向けられている。患者の生活に医師がかかわり合う実践の段階では、医師の認識と予測は医学の知識から生まれるものの、医師の行動の決断は医学からだけでは生まれてこない。精神科医療には特にこの問題が決定的である。その理由の一つに、精神障害の成立にも、また治癒の過程にも、偶縁的関係（contingency）が大きく作用することがある。偶縁とは偶発ではない。作用するもの（刺激）と作用されるもの（受容）との相互関係がすでに内在する時、たまたま縁あって生じた関係がその後の運命を大きく左右することを、われわれはよく知っている。生活の領域は本来行動の世界である。行動とは個人が世界に働きかける仕方であって、与えられた環境を自ら造り変えていく道程が運命をつくり出す。私のいう運命とは受動的な宿命とは違うものである。医師の行なう医療が患者にとって偶縁的な関係をつくり出すことの意味は強調されなければならない。しかもこの一回性は、歴史性をもつ医療関係の中で、医師は「病気」を、特に後述のごとく生物的に因果性で規定されるべき「疾患」を主として取り扱うのであるから、医療の実践は常に因と縁を結びつける操作であり、未知、蓋然の領域に踏み込む実験の性格を備えている。実験とは対象に問いを発してその答えを求め、その結果によってあとから証明を得ようとする実証的方法である。こうして医療は医学と結合する。

私は、精神医学は医療のための生物科学の一分野で、その対象がいかに人間の幸福や愛や信仰と深くかかわっているものであろうと、実証的真実がなくては意味のないものであると考える。医療における偶縁的関係でさえも、対人関係論のわく組の中でかわされる情報や決定の問題として対象化し、適否や相性の問題として研究しようとする。このような科学性を精神科医療に求めようとする姿勢は、未知の領域に踏み込む実験的な医療に際して、未知をできるだけ少なくして予測の確実性を高めようとする姿勢に他ならないのである。

精神科医療における医師の行動の決断は、医学からだけでは生まれてこないというもう一つの理由は、精神障害の成立とその治療は、後述のように、ともに多因子的現象であるとする精神医学的知識から生ずる。この所説が一見背理的に聞こえるとしたら、それは医療と医学の指向と領域の相違を理解しないことに基づく。現在、精神科医療を生活と離れた科学的中立性で割り切ろうとしたり、精神医学に感情や超越を持ち込んで実証をうとんずることによって、困惑や混乱がつくられていることを知るべきである。個人の生活は医学の立場から見て望ましい姿が実現されているとは限らず、またそれを実現するための助力は医師だけで果たされるものではない。個人の主体性の発展に対して、さらに社会的状況や身体的条件の改善に対して、医師は自らの立場から働きかけるとともに、その限度を心得て時機の到来を待たなければならないことも多い。精神科医療の実践は、精神科医が経験、分析、科学に依拠することをモットーとする現実派であるか、共感、直観、超越に重点を置くロマン派であるかによって、さまざまの含みと幅をもつものである。とはいえ両者ともに自己の個性の患者に対する適否と、医学と医療の区別とをわきまえているべきであろう。

さて精神医学における「疾患」概念は、精神障害の分類と診断の過程において成立する。したがって分類と診断の基準を検討しなければならない。周知のように、この基準は三つのレベルにおいてなされている。(1) 現象形態の類型化（症状論的診断）は症状群の目録を作成し、その構造や関連を明らかにしようとするものであり、(2) 障害モデルの定立（疾患論的診断）は障害の発現、経過、転帰を併せ考慮することによって、予後の予測や治療の評価を企てるものであり、(3) 原因による分類（病因論的診断）は明確なあるいは想定される原因に基づいて治療の方針を立てるためのものである。精神医学の現在の分類体系は、基準を異にする諸診断の便宜的な集合であることもここにことわるまでもない。[6] ただし、(3) が最も価値の高いものであるという評価は、医学にとって正しくても、医療にとっては必ずしも正しくはない。(1)〜(3)はそれぞれに医療的意義をもつのである。精神医学における「疾患」の概念は、(2)と(3)のレベルにおいて現われるもので、私見では精神障害が生物的障害（物質的・機能的）と因果的に結びつく限りにおいて特に「疾患」とよぶことに意味があると考える。このように精神「疾患」を生物概念に限局して用いようとする理由をいくつかの例について述べてみたい。

　進行麻痺や脳腫瘍のような器質的脳「疾患」に基づく精神障害を精神「疾患」とよぶことに異存のある人はまずあるまい。脳「疾患」に伴うすべての精神障害が「疾患」であるといっているのではないこともことわっておかなければならない。基づくと見るべきか、伴うと見るべきかの判断は、後述の精神障害の多元的成立の論議でとり上げることにしよう。

　アルコールや薬物の依存を「疾患」と考える理由は、これらが化学的原因によって精神的変化ないしは障害を来たしたということによるだけではない。飲酒や眠剤の服用のたびにわれわれが「疾患」にかかったと称してみたところで、これは医学的冗談であるに過ぎない。病的酩酊や酒精不堪症はアルコールに対する反応異常性の故に「疾患」と見なされるのであって、単なる飲み過ぎとは区別される。アルコールや薬物の依存は、これらの物質の習慣的使用によって、二次的に新しい障害がつくられ、それが生物的に規定されるが故に初めて「疾患」といえるのである。依存を特徴づける最も重要な臨床的要件は精神的依存であって、これだけを見る限り強迫的欲求という全くの精神症状である。それが二次的につくられた新しい障害であるという理由だけで「疾患」とよび得るとすれば、強迫的不安や強迫行為を主症状とする強迫神経症もまた「疾患」とよんで良いことになる。ただし強迫神経症には生物的に二次的に規定されて生じたと考える根拠は十分ではない。一方、薬物依存に見られる精神的依存には多かれ少なかれ同時に身体的依存が裏付けとなっており、ここに「疾患」とよぶ十分な妥当性がある。すなわち耐性の上昇、身体的禁断現象がそれである。モルヒネ依存についていえば、モルヒネの急性効果に変化を与えることなしに、耐性や身体的禁断現象の発現を抑制したり促進したりすることが可能である（注：抑制は、⑴麻薬拮抗剤、たとえばナロルフィン、ナロクソン、⑵蛋白合成阻害剤、たとえばサイクロヘキシマイド、⑶セロトニン活性の減少、たとえば *p*-chlorphenylalanine や 5, 6-dihydroxytryptamine の投与、⑷βアドレナリン作動性阻害剤、⑸ＧＡＢＡ拮抗剤、ビククリンによってつくられ、促進は逆に、セロトニン前駆物質の投与、cyclic AMP とその類縁物質、およびＧＡＢＡトランスアミネースの阻害剤投与によってつくられる）[7]。これはモルヒネ連用により新しい生物的機構が二次的に発動されたことを意味している。

薬物依存は、薬物の種類により、耐性上昇や身体的禁断現象の成立の程度と質には大幅な相違があり、アルコール、睡眠剤、覚醒剤、ＬＳＤ、マリファナなどでは、依存のもとをなす生物的機構の内容はモルヒネほどには明らかにされていない。しかし、薬物の連用の経験がその薬物の再使用の際に反応のあり方を著しく変えるという事実は、潜在的な生物的過程の存続ないしは成立を示すものである。薬物依存再発の容易さ、さらに覚醒剤、ＬＳＤ、マリファナには薬を用いないのに非特異的な刺激によりまた自発性に精神症状の再燃の見られること（立津の Schub, 米国でいう flash-back, spontaneous psychotic episode, ドイツでいう Nachhallpsychose）などの臨床的経験、および筆者らによって示された実験的覚醒剤中毒の動物実験成績[8]などから見ると、ここには薬物の特殊作用とともに薬物の反復使用による条件づけ学習の効果が重要な役割を果たしていることが明らかである。

条件づけ学習による広義の記憶現象が薬物依存の本質の一部をなすこと、そしてそれは人間にも動物にも共通する生物的過程に基づくことを容認するとすれば、身体的依存の十分に明らかでない薬物依存もまた「疾患」に数えてよいことになる。ここに薬物依存が精神障害における疾患論議にとってきわめて重要な試金石となることが理解されよう。強迫神経症や恐怖症の成立にとって、条件づけ機制が関与していることは、行動主義者であるとないにかかわらず否定できないことであるので、強迫「精神病」というような言葉が語られる理由もここにあるように思われる。本論文で、行動療法の支持者と精神療法の支持者の間にかわされている議論に入りこむことは、現在の「疾患」概念の論議とは直接の関係がないから省略することとして、精神障害が生物的側面と因果的に結びつく限りにおいてそれを「疾患」とよぶならば、現在神経症とよばれている障害の少なくともその一部は「疾患」として扱ってよいことになる。ただし私は、二次的に新しい生物的障害がつくられるという場合に限ってそれを「疾患」とよぶ方が実際の治療的意味が大きいと考える。これに関連して、心身症では二次的に身体的「疾患」がつくられるという意味で、これまた特殊のモデルと見なすことができる。

精神障害を広く作用因とそれに対する個体の反応と見ようとする見解は、開発的な意味の大きいものである。ある個人が特有の体質、性格、人格の持ち主として、その生活史の間に、何らかの状況、出来事に遭遇することによって、精神障害を反応として成立させると考えることは、神経症、心因反応において一般に承認されていることであるが、この見解は内因性精神病、外因性精神病においてもそれぞれに特殊な限定のもとに成立する考え方である。ここに精神障害の多元的成立あるいは構造的な理解を可能にする根拠が求められる。

ＡＰＡがＤＳＭ－Ⅱにおいて、ＤＳＭ－Ⅰの××反応（たとえば統合失調性反応）という名称をやめて、クレペリン流の記述的な名称を採用した理由は、分類診断操作において現象記述と意見一致を重視し、疫学的研究への配慮に基づいたためと思われるが[9]、そのことと精神障害を反応類型として把える見解とは別個に成立しうる問題である。要は、統合失調症あるいは躁うつ病などとよばれる状態が、心因性反応と何を共有し何を相違する反応として規定しうるかという点にかかるのである。

統合失調症について模型的にいえば、ある人格特性をもった人（たとえば統合失調気質者）が、特徴ある状況で生育、生活し（たとえば家庭内病理、二重拘束状況など）、あるストレス事態で人格解体症状（自我障害）を経験する、という限りにおいて、統合失調症の反応性成立を認めることができ、それは心因性反応と同じわく内で理解できる。しかしこの状態が治療によりあるいは自然経過の後に一旦消失した後に、特異的、非特異的なストレス状況で再び人格解体症状を起こしやすくするという現象、つまり二次的に発現した再発準備性の存在は特殊な履歴現象と見なすのが妥当である。[6] これはすべての統合失調症症例に当てはまるとはいえないまでも、統合失調症のうち最も多い再発性軽症型、ブロイラー型の症例に見出される現象で、加藤伸勝の「おとし穴現象」、生活臨床でいう「生活の弱点」の露呈として、臨床家が日常に経験しているところである。クレペリンが病像と経過の総合の上に早発性痴呆の概念を築いたと似たやり方で、ブロイラー型の統合失調症についても、人格解体反応と再発準備性の経過の総合から、これを心因性反応とは異なる特徴をもつ反応として分類することは意義のあることである。私は、現在の統合失調症概念が多くの概念的欠陥をもつにもかかわらず、今なお風雪に耐えている理由の一つをここに見出すのである。

通常の不安神経症や恐怖症やかなりの部分の強迫神経症例では、反応が強化されない限り消去の傾向をとり、また始めに与えられた外傷的出来事を伴わない条件刺激に何度も遭遇するうちには反応は消滅する。神経症を克服しえたという経験は――それが精神療法によろうと生活療法によろうとまた狭義の行動療法によろうと――次の外傷的体験やストレスに対して抵抗性をつくり出すのに対して、統合失調症的体験は逆に過敏性をつくり出すのが通則である。何故に統合失調症的体験（特に apophän 体験）と再発準備性（過敏性）とがこのように結びつくのかは私にはわからない。しかし私の個人的な臨床経験の教えるところによれば、統合失調症的人格解体反応は生活史の中の既往の（一部の症例では幼時の）おそれの体験と深く結びついており、過敏反応的な履歴現象は感情的記憶の障害、すなわち普通ならば忘却されるべきものが消去されないという形式の異常、と見ることができそうである。

神経症性障害においては、経験の履歴は馴れ[10]（余剰学習）の原則に従って軽減し、または連合学習や偶縁学習によって治癒の方向に向かうのであるから、本質的には一般の経験と異なるところはない。この意味からすると、神経症性障害が常識的に「病気」と見なされることはあっても、医学的に「疾患」と考えるのは適当でない。これに対して統合失調症性障害は、それが「病気」と見なされないほど軽度なものであっても、過敏に人格解体反応を発症する可能性が予測されるという意味で、神経症性障害とは区別されなければならない。このような現象は統合失調症だけに特有であるとはいえない。前述のように相似の現象は薬物依存にも見られるのである。再発準備性の現象がそれである。このことは統合失調症が生物学的意味で異常反応である可能性を示唆するもので、加えて治療上に抗精神病薬が有効で抗不安薬は有効でないことや、精神療法の困難なこと（不可能とはいわない）も間接的にこの見解を支持するものである。私はこのような意味において、統合失調症を「疾患」とよぶことができると考える。

統合失調症において履歴の障害が認められるのに対して、情動性精神障害の中で周期性の双極性躁うつ病、単極性うつ病には生体リズムの障害が認められる。ことわっておくが、履歴とリズムはすべての人間に内在する生物的特性であるから、統合失調症者には履歴（生体的記憶）の障害だけ、躁うつ病者には生体リズムの障害だけが存在するというわけではない。事実、諏訪、山下らは陳旧統合失調症者に日内リズムの障害を明らかにしており[11]、大熊らの躁うつ病相間隔期間の統計は、病相期を経験すると続発病相の間隔が短縮する傾向があることを示している。[12] また、てんかんこそ履歴とリズムの障害をもつ典型ではないかといわれるならば、それを否定するものではない。ただ躁うつ病には生体リズムの障害が独特な形で主役を演じているという理由で、その生物的規定性を強調するためにもち出したのである。

転勤うつ病や退職うつ病が執着気質者に反応性に生じたとしても、二次的に生体リズムの障害を中心とする生物的障害が加わる限りにおいて、それは「疾患」として扱ってよい。性格類型としての循環病質は「病気」と考えられることは少ないが、医学的には前臨床的「疾患」と見なすことができる、若年性本態性高血圧などは同様に取り扱われるべきものであろうか。DSM-IIにおいて、major affective disorders の中で manic-depressive illness と称し、ここだけに illness という言葉を用いて、ICDのように psychosis とよばないのは、細工を弄しているようだが苦心の産物かも知れない。

内因性精神病という古くから用いられてきた用語は、内因性という言葉のあいまいさとその開発的役割は終了したと考えられる故に、廃語にされることが望ましい。また、単一精神病の概念も、病像の多元的解析や本論文で私の提案しているような機能的特性（履歴とリズムなど）による再構成が要求されている現在、生産的意味をもつこととは考えられない。従来から内因性精神病の生物学的根拠とされてきた遺伝的規定性については、疾患概念の論議に本質的重要性をもつこととは考えるが、ここでは述べなかった。それは井上の発表に関連してさらに深く論じられるであろう。誤解のないようにつけ加えるならば、精神病の「疾患」性の根拠として上に述べた二つのこと、履歴現象と生体リズムは、疾患性を実証することのできる機能的特性としてあげられたものであって、それだけによって統合失調症や躁うつ病の病理をつくせると考えたものでないこともことわっておきたい。

精神障害の中に「疾患」とよびうる部分があることを指摘したのは、近代精神医学の医療に対する最大の功績であった。しかしこの疾患概念が拡大解釈されて、すべての精神障害を「疾患」視する傾向が生じた時、多くの弊害もつくり出された。医学的モデルに対する社会的モデルの挑戦、疾患性に対する人間性の尊重などとよばれる近時の動向は、この弊害に対する反作用でもある。しかしその弊害の故に功績を見失ってはならない。精神医学自体には元来真偽はあっても功罪はないものである。本論文では、生活概念であるべき精神的「不健康」、「病気」と生物概念であるべき「疾患」とを区別し、また多元的な生活現象である精神障害に対する精神科医療と実証的な科学的知識の体系としての精神医学とを区別して考えることの必要性を述べたが、それは現在、精神科医ならびに精神科医療関係者の間にある意見の混乱と困惑は、どの領域の問題をどのレベルで論じているかを互いに明らかにしておかないことに基づくところが多いと考えたからである。

精神科医療は、生活のレベルで関係者それぞれの立場から多角的に構成されねばならず、その中で「疾患」的部分の医療が特に精神科医に委ねられていることを考えると、精神科医はその視野と活動を精神的不健康と「病気」に拡大することを、「疾患」への視点を見失うこととすりかえてはならない。「生活概念から生物概念へ」向けての「疾患」の研究とその治療は、今も昔も医師に課せられてきた任務である。この任務を果たすべき武器として医学をもつことが医師の独自性を支えるのである。医師の専門性の自覚は医師の活動を狭隘化するものではなく、より広い生活の領域でその役割分担を効果的にするものであろう。

文献

（1）勝沼晴雄「マクロの生命秩序の立場から」東京医学、八一巻、八九頁、一九七三年。

(2) 臺弘「転換期に立つ精神分裂病の医療」北関東医学、一五巻、三二七頁、一九六五年。
(3) 湯浅修一「生活臨床からみた精神分裂病者」（土居健郎編）『分裂病の精神病理1』東京大学出版会、一九七二年。
(4) 小坂英世『精神分裂病患者の社会生活指導』医学書院、一九七〇年。
(5) 上堀内秀雄編『断酒友の会本部、あなたの断酒への入門』断酒友の会出版部、一九七三年。
(6) 臺弘『精神医学の思想』筑摩書房、一九七二年。
(7) Way, E. L. et al., Some Biochemical Aspects of Morphine Tolerance and Physical Dependence. *IVth International Meeting of the International Society for Neurochemistry*, 1973.
(8) 臺弘「精神分裂病のモデル」（臺弘・井上英二編）『分裂病の生物学的研究』東京大学出版会、一九七三年。
(9) Spitzer, R. L. & Wilson, P. T., A Guide to the American Psychiatric Association's New Diagnostic Nomenclature, *Internat. J. Psychiat.* 7: 356, 1969.
(10) ラッセル・S「動物の学習と記憶」（D・リクター編、臺弘・船渡川誠一郎訳）『学習と記憶』みすず書房、一九七〇年。
(11) 山下格「臨床の場における情動の精神内分泌学的研究」神経進歩、一四巻、一九五頁、一九七〇年。
(12) Okuma, T. & Shimoyama, N., Course of Endogenous Manic-Depressive Psychosis, Precipitating Factors and Premorbid Personality—A Statistical Study. *Folia Psychiat. Neurol. Jap.* 26: 19, 1972.

† 討　論

土居　どうぞ、どなたからでもお始めになって下さい。

荻野　病気と疾患の概念をはっきりさせるためにお聞きするんですけど、心因性の病気はあっても心因性の疾患はないわけですか。

臺　そうはいえないと思います。大部分の心因性の病気は私のいう意味の疾患ではなかろうと思いますが、心因性に起こされた反応が身体的に固定されるとか規定されるとかいえるようになったならば疾患といってよいでしょう。ですから強迫神経症なんかの一部分は疾患であるかも知れません。

荻野　心身症は疾患であるわけですね。

臺　ええ、そうです。

荻野　ヒステリーはどうなりますか。転換ヒステリーは。

臺　ヒステリーはむずかしいんですが、多くの転換ヒステリーは病気ではあっても疾患ではなかろう、しかし一部に疾患がないとはいえないと思います。

荻野　たとえばどんなもの。催眠術なんかですぐよくなるのは病気ではあっても疾患ではないですね。意識障害はどうでしょう。

臺　意識障害は一概にいえませんね。

荻野　では逆に中毒はどうですか。つまり最近は好きでのむわけですね。それが süchtig になると、すでに疾患の性質をおびてきたことになるのですか。

臺　ええ、そうです。

加藤　病気と疾患とを同じ平面にならべておいでですが、それは次元が違うんではないですか。両面がどこかで交叉するんですか。病気という次元と疾患という次元とは違うんではないか。それがどこかで交叉して、その接点のところでわれわれが診療しているのではないですか。

臺　それは前から述べていますように、私の意見では、病気は生活概念、疾患は生物概念で次元が違うんです。両方は次元が違いながら大部分は重なり、一部分は食い違っています。治療は生活の領域でなされているんです。そして医者は生物の領域の問題を考慮していなければならないというんです。

加藤　薬物乱用は依存とちがって病気でもない。乱用は病気と考えますか。

臺　ある社会では乱用は病気とされ、他の社会では病気とはされないでしょう。

加藤　ＩＣＤでは乱用を病気に入れていません。しかしＶコードというのを別に作っています。自殺もまた一つの問題です。ＷＨＯでは自殺を病気ではなくＶコードに入れています。

土居　もう一つ同性愛の問題がありますね。

臺　自殺はケースによるでしょうね。多くの社会では自殺を病気にいれるでしょうが、社会で認められている自殺は病気といえないでしょう。

荻野　乃木大将の殉死とか三島由紀夫の自殺とかは。

臺　三島由紀夫さんとなると私にはわかりません。

加藤　登校拒否はどうでしょう。

臺　そのうちのかなりのものが病気と思われるでしょう。そしてそのうちの一部は疾患によるものでしょう。

荻野　疾患であっても病気と思われないものもあるわけですね。

臺　ええ、ことに前臨床的な状態にある疾患は病気と思われないでしょう。砂原先生、たとえば若年性高血圧などはどうなんでしょう。

砂原　まあ第一、私、精神科のこと判らないので、病気と疾患を分けるような考えは初めて伺ったので、たいへん面白く拝聴したんですが、私たちの扱っている内科の病気はすべて生物学的な基盤がある、また現在わからなくてもあるものだと考えて扱っているわけで、武谷さんの言い方を利用させてもらえば、病気の原因というか本質があり、つぎに体の内の生化学的な病理学的な変化のような実体があり、それが現われとして、臺さんのいわれた現象としての病気がある。大体、科学的な医学というのはそういう考え方をする。本質、原因のわからないリューマチとか膠原病などというものは結合織の疾患としてKlemperer がまとめた。それが何で起こっているのかは Klemperer 自身がだんだんに分かれてくるだろうといっている。しかし内科でも診断主義になって、本質的な原因がわかればそれですんだように思いがちですが、実際に患者のもっている問題はいろいろなものが現象的に症状として含まれていると思うんですけれども、現象の中だけでも法則性があり、それを科学的に扱うことができるんじゃないか。それが今まで、私たちの医学的な方法というのは、動物実験や何かで得られたものから外挿して、すぐに本質に迫ろうとする。しかし現象的なものの中に臨床医学固有の法則性があり、それを科学的に扱うことができるんじゃないかと思うわけなんです。そうすると精神科なんていうのは最も臨床的な分野で私ども教えられることが多いんですが、本質論に入らなくても、現象の中に科学を成立させるような気がしたんです。ただ今お話の高血圧や糖尿病にしたって原因がわかっているわけじゃない。実体というか本質はわからなくても糖が出ているとか血圧が高いとかいうことが判ってるだけで、私たちが自覚していないでもそういうのがあれば、臺さんのいわれる疾患だと思う。病気は本来 dis-ease で患者の悩み苦しみなんかがあるもんだと思うんですが、現在それがなくても将来そういうふうになるだろうと思われるもの、たとえば肺の線維症というのがレントゲンをしらべるとよくあるんですが、炎症であるのかどうかよくわからない。近頃 pulmonary fibrosis といわないで fibrosing lung disease というような言い方をしていますが、そんなのと同じで、現在悩みがなくても将来進行して訴えを起こすようになれば疾患といえると思うんですけれども。

臺　私のいう病気と疾患の区別は医学的な見方のありなしによるものであって、病気は現象、疾患は実体といったわけではないんです。砂原先生のいわれる現象も当然医学的研究の対象となるべきだと考えます。ただその中で実体のあるもの、実体の想定されるものを疾患とよびたいというわけです。

土居　臺先生のいったことは全般的には賛成していいんですけれども、ただアクセントの置きどころがあまりはっきりしすぎていて、どうしても異論をとなえなくてはならないんです。いま、病気を生活概念、疾患を生物概念といわれたことを、砂原先生はたいへん面白いといわれましたけれども、精神科では生物学的な基礎がはっきりしないことが多いから、したがって疾患概念ということが非常に問題性を帯びてくるわけですね。しかしたまたま私の読んだアメリカの内科医 Feinstein の書いたものに、disease をいま臺先生のおっしゃったような疾患概念として使っています。それは形態学的に、医者が科学的な方法を使って identify できるものが disease だというわけです。それに対して illness というのは個体と環境の間で起きてくる現象なんだというふうに彼は一応定義しています。一般的にそういう使い方をしているのか私は知りませんけど。ともかく病気と疾患の区別をなさることには異存はないんです。日本語でも病気は現象的な言葉です。そういう病的な状態を表わす言葉を使うことは意味があるし、それから生物科学的に identify できるものを疾患となさるのは賛成していいと思うんです。(Feinstein, A. R.: *Clinical Judgment*. The Williams & Wilkins Company, Baltimore, 1967.)

ただアクセントの置き方ですが、一番最後のところが、一番気に入らないんです。先生はこう書いていらっしゃる。「その中で疾患的部分の医療が特に精神科医に委ねられていることを考えると、精神科医はその視野を精神的不健康と病気に拡大することを疾患への視点を見失うこととすりかえてはならない」といわれるのですが、これは臺先生の方にすりかえがあるのであって、疾患的部分の医療が特に精神科医に委ねられているというよりも、従来の精神科医が疾患として把えられそうなものにだけ特に注意をしていたということが今の医療の混乱を招いているのではないか、むしろ逆ではないかと思います。

臺　それはそうです。その前にありますように「疾患概念が無条件に拡大解釈されて、すべての精神障害を疾患視する傾向が生じた」とありますでしょう。貴君のいっているようなことが実際起こってるんです。

土居　それは病気そのものを、現象としての病気に対してどうも配慮が足らなかった。本当は、いま砂原先生のおっしゃるように、もっと臨床的な学問に重点を置かなければならなかったのに、あまりに疾患概念に捕われすぎた、といえるんじゃないですか。

臺　それはそうです。誤解を招きそうだから、加筆しましょう。

井上　僕にはよくわかる。だけど現在の傾向からいうと「すりかえてはならない」にストレスを置きたくなりますね。

土居　今はね。けれどもしかしどうも疾患概念に捕われすぎていたんではないかと。ですから私は今回のシンポジウムを疾患概念についてではなくて疾病概念にしようといったんですけどね、疾患というとどうしてもあるまとまった identify された疾患単位を思い浮かべるわけであって、疾病という方がよいと考えたんです。それから、それに全部ひっかかってくるんですけど、臺先生が医学と医療を分けられる趣旨は判りますが、書かれたものを読んでると、先生のは医学だけれども僕のは医学でなくなるような気がしてくる（笑）。生物科学的な普遍妥当性なものを追求するのが医学であると、現象を見ていたんでは駄目であるというのですから。

臺　でも現象を見ていたって普遍妥当性を求められるじゃありませんか。

土居　私としては、医学と医療をあまりに峻別することも感心できません。

佐々木　それと同じ意味で、実証的真実云々という言葉がでてきますが、生物学的基礎のあるものだけを実証的といわれているんですか。

砂原　臺さんは概念をどんどん分けていって、それで全体の精神病像を形成しておられるようだけれども、第一、いろいろな疾患と病気とか、医学と医療だとか、たとえば医学と医療というような別の言葉があるのは日本語だけじゃないですか。メディカル・センターといえば日本では医療センターと訳しているけど英語では医学センターでもあるわけだし、何かこちらの方は医療で患者さんとの間の具体的なことがあり、こちらには別に由々しき学問があるみたいな分け方のように聞こえるんですけれども、したがって私たちのやってる日常的な内容の診療であってもいわば医学的な、日本の臨床の学問というのはほとんど臓器わりにした基礎医学を配分しただけみたいなことになっているわけですけれども、そういう生物学的に扱える診断だけを下して、それからはみ出したものはあまり扱わなくって、ちゃんと診断がつけば患者の訴えが他にいくつも残っていてもそれはお取り上げにならない。そのうちに病気の方が気をきかして癒って下さる（笑）。近頃、日野原さんが紹介していらっしゃるproblem-oriented systemのような、まず患者さんのもっている問題点を、主観的な問題もあるだろうし客観的に証明できる問題もあるだろうし、社会的な家庭の問題も、それを全部患者のもっている問題として、そういうものからやっぱり合成していってそれなりの形でのアプローチをしていかなければ病気の治療はできないんだという考え、そういう自然科学的なカテゴリーにはまるものでレッテル貼りをして選別作業みたいなことばっかりしている傾向があるような気がするので、私の言いたいのは、おそらく土居さんのいわれるのと同じようなことで、何も本質論みたいなものだけが科学ではない。これらの現象論みたいなところにも科学があるんで。

土居　それがなければ本当の医療ではないと思う。

臺　私は砂原先生や土居さんのいわれたことに反するようなことはいってないつもりなんです。それを何故いわれるんでしょう。

土居　ですからアクセントなんです。雰囲気なんです（笑）

臺　アクセントを強めたわけは、我が国は言霊の咲きほこれる国で、言葉もたくさんある代わりにまた非常にあいまいでしょう。ですから分けた上で統一する必要ありといいたかったわけです。そうでないと人々は同じ言葉に違う意味を含めてお互いに使い合っています。

井上　話題を変えてよろしいですか。私はこれを読んで新鮮な印象を受けたんです。たとえば、病気と疾患、医療と医学というようなとり上げ方は、問題を整理する上の、まあ悪い言葉でいえば道具、いい言葉でいえば出発点になるだろうと思いながら拝見していたんですが、その印象とさっき砂原先生のいわれたことの延長線上で僕が一つ感じることは、臺さんのいわれるように病気と疾患を分けるとすると、疾患の一番典型的なものは奇形じゃないかと思うんですね。たとえば生まれつき眼がない、その人たちが社会において病気かどうかというと、その人たちは病気であってはならないんじゃないでしょうか。つまり逆にいうとですね、疾患であって病気でない場合もありうるし、またそれが身体医学の一つの目標になりつつあるとこう思っています。また別の例をあげてみますと、結核で石灰化した病巣をもってますね。これは私は完全な治癒とはいえないと思うんですよ。やはりそこに疾患がある。しかし疾患をもっていて健康な生活をするというのが身体医学の一つの目標じゃないですか。砂原先生、いかがですか。私はそういう傾向がたいへん強く出てきてると思うんですがね。たとえば糖尿病の人でもそうですし、精神薄弱者でもそうだと思います。そういう意味で、さっき砂原先生が精神医学から学ぶとおっしゃいましたが、僕は身体医学から学ぶことはまだたくさんあると思っています。

臺　私が最初の方に書いてあるのはそのことなんですが、生活臨床なんていう言葉が自然にできたというのは、統合失調症を癒そうというのじゃなくて、統合失調症者の生活をより健康に近づけたいということだったので、この前段では、むしろ砂原先生や土居先生のいわれたことをいったんです。でもそのあとで患者の生活を健康に近づけようとする努力がすべてだと思うと疾患の治療が完全に行かなくなるだろうといっているんです。

土居　もう一つ僕が非常に面白く思うのは、先生の非常に好きな実験という言葉が医学の中に出てこないで医療の中に出てくるんだな（笑）

臺　そこがいいところなんですよ（笑）。なぜいいかといいますと、医療の中に医学を入れたいと思ってるからですよ。

荻野　いまの臺先生の最後のお話でわかったのですが、医学の対象は疾患でなければならないと先生がいってると思うのは私の誤解なんですか。疾患というものは生物学的障害を前提にしている、病気を対象とする医療はパラメディカルの人たちが主としてやったらいいことで、疾患を対象にするのが医者であると。これでどこが誤解なんですか。

臺　疾患というものは生物学的障害を前提としているということをのぞけば、あとはみんな誤解です。

荻野　小坂氏が社会療法を窮極目標としたため誤った。統合失調症は身体障害であるということを前提として、しかも身体療法という精神医学の窮極目標がまだ定まらないから、あらゆる他の医療をうたってきた傾向が非常に強いのだ、ということになりますか。

土居　それも誤りです。

臺　それはいえます。

土居　たいへんいいことをおっしゃった。
荻野　それではどれがいけないんですか。
臺　医者が疾患だけを扱うものだとお考えになったとすればそれは違います。
荻野　最後のところで、専門性ということをおっしゃっている。
臺　疾患を扱う点に専門性はあるんです。専門性はあるんですが、それは独占性とは違うんです。専門性はその裏に一般性を背景にして成り立つんです。医者の行なう医療は生活概念としての病気であって、ただそれだけだと思ったら間違いだといってるんです。パラメディカルの人と精神科の医者の違うところは疾患についての認識とそれに対する治療法をもっているかいないかというところにあるのだといってるんです。
佐々木　レジュメ的な質問で、さっきの加藤先生の質問の延長なんですが、登校拒否の問題で大部分病気と思われるでしょうねといわれましたが、誰から思われるんですか。
臺　家族でしょうね、おそらく。これはあとで貴方のお話に出てくるcasenessの問題とからむんですが、家族でないでしょうか。
佐々木　そういう意味でお答えになったんですね。
臺　はい。
土居　家族が病気として扱ってやるわけでしょうね。
加藤　病気や疾患の他に、病人やケースを問題にしちゃいけないんですか。
臺　病気の場合には生活が問題になるわけですから、人がついてきます。その人が暮らしてる社会の中で病気扱いにされ、あるいは自分を病気だと思い……。

砂原　くり返しになるんですけど、統合失調症なんかの生物学的な本態が明らかになった時には、そういう形でのアプローチが患者なり病気なりにできるようになればですね、統合失調症の問題は大部分解決するというようなものなんですか。それともそうでないんですか。

臺　私、結核と非常に似てると思うんです。私が学校を卒業した頃には、日本の結核死亡率は一〇万対二〇〇以上でしたね。それが当時スウェーデンだの北欧は七〇〜八〇じゃなかったですか。

砂原　ええ、そうでしょうね。

臺　その頃、私つくづく思ったんですよ。結核を癒すには社会が癒らなければ駄目だとこう思ったんです。ところがストレプトマイシンができてからですね、これはもう砂原先生のお仕事や何かに支えられて、我が国でも、社会の構造も変わりましたけれども、死亡率は十いくつかになってるんじゃありませんか。

砂原　十一です。

臺　それくらいになっているわけですから、病気の癒り方というのは、そういう社会的な問題と薬とがこうがっちりからんでますね。似たようなことが統合失調症になると思います。

砂原　ただですね、結核なんてものは結核菌で起こる極めて典型的な生物学的疾患ですけどね、けども今おっしゃったのはロベルト・コッホ（Robert Koch）が結核菌を発見する前の話じゃなくて後の話なんでしてね、本態が判ってもですね、その頃は Osler が肺結核というのは胸の病気でなくて頭の病気だって、それから von Krazeker というのが人口一〇万人に対して八〇人までは今おっしゃったように社会的な条件を改善すれば結核の死亡は減ると、それ以下に減らすためには全然違ったカテゴリーの治療ができなけりゃ駄目だと。そういうふうに結核菌で起こるということ、これは紛れもない事実なんですね、これが判ってもどうにもならなかったようなんでね、そりゃ化学療法ができてからね、どんどん癒ってきた。その前は御存知のように大気安静療法だとか、それから闘病心だとか、心身の安静とかいろいろ精神的な、そんなことばかりいっていたわけなんです。ですからそういうことを考えると、統合失調症なんかの発病メカニズムがわかってきたとしてもですね。結核が結核菌で起こることが判っただけじゃどうにもならないみたいなことで、臺さんがそうでないとおっしゃるからそうでないのかも知れないけれども、何かその根底には何か biological なものがあって……。

土居　臺先生の考え方には一種のオプチミズムがありますね。

砂原　そう、そういうことね。やっぱりそうでなくて、こちら側の現象というか、あるがままの現在の患者の、社会人としての、そういうものはそういうものとして医学の対象にならなくちゃならないんじゃ困るんじゃないかという気がするんです。

土居　そうですね、全体としてだからちょっとやはりどうも臺先生には実験室の嗅いがする（笑）

佐々木　そこで実験とからみましてね、やはり実証的というのがひっかかるんですけど、生活臨床は精神医学ですか精神医療ですか。あれは実証的な面があると思うんですけど。

臺　生活臨床は精神科医療です。その中に医学をいかにしてつくり上げようかとして実証を積んでいるところです。

佐々木　そうすると biological な試験管とか顕微鏡とかなくても実証的といっていいんですね。

臺　僕は十分よいと思います。実証とは対象に問いを発して答えを求めて、つまり予測して、その結果によってあとから証明を得ようとすることをいったんです。

吉松　よろしいですか。一つ一つのことは非常によく判るんですが、全体の印象としてやはりひっかかるんですね。先ほどからお話出ているように。たとえば人間生物学とか人間行動学というものがあれば、先生のいわれていることはまさにそうだと思いますね。それと医学とはぴったりイコールではないという気がするんです。特に精神医学みたいに本人が病気であるということを認められない。そこにいかにも精神医学の対象があるような気がするんですけれども、そういう人に対して、これは行動異常であるとか、それは条件反射のこういう問題があるとかいって、分類して行くことはレッテル貼りをしていることとそんなに違わないんじゃないかという気がするんですがね。

臺　そういう側面があるからして、それを癒そうとする方法を見つけようというんですから、そういうことがどうしても必要だといってるんです。

吉松　身体医学では、その人の身体はその人にとっても一種の客体になり得ますね。精神というのはその人にとって主体ですね。その主体に対して非常に客体的な取り扱いをしすぎるんじゃないかというのが僕の印象なんです。

臺　それなら一体、条件づけ過程みたいな生物的に規定されている人間の側面をどういうふうにして治療しようとなさるんですか。

吉松　ですから今申し上げたみたいに、一つ一つのことについては僕も全然異存はないんです。非常によく判って、ある意味では概念づけはすっきりしたんですが、ですけれども臨床精神医学という立場からすると、感情的にひっかかるんです（笑）

臺　ひっかかるというのは、僕にはわからないんです。精神医学には感情をもち込むべきでないというのが私の意見で、精神科医療には当然感情が加わります。でもそこで何とかしたい時に生物的な側面のあることを無視できないじゃありませんか。

吉松　それは全く僕も賛成なんです。でも先生のはそれがあまりに前面に出すぎて、患者の主体的な現象的な面が影にかくれているように思われるのです。

臺　さっきのアクセントの問題ですね、それは。この集会のメンバーには生物学的アクセントの強いかたが少ないもんですから、僕があえて買って出ました（笑）

土居　じゃ、これで止めましょう。

類型と疾患についてのエッセイ

井上 英二

1　疾病分類学と類型学

伝統的な精神医学の領域の一つである疾病分類学（nosology）の主要な概念は疾患単位（disease entity）である。この概念は、身体医学における疾患単位をモデルとして精神医学の内部で成立したものであろうが、この両者は同一の概念と考えてよいであろうか。

身体医学では疾病はまず、生物としてのヒトの存在形態の一つである。したがって身体医学では、疾患は法則性の定立を目的とする自然科学の対象であり、その対象の成立過程における因果性が追求され、一定の結果を必然的に生ずる一定の原因が求められた時、われわれはそれぞれの原因－結果の体系を疾患単位と呼ぶ。

もちろん、身体医学における多くの疾患単位は必ずしも相互に排他的ではなく、複数の原因が類似した結果を生じることもあり、また一定の結果に複数の原因が非独立に関与している場合もある。さらに、原因－結果の体系は、必ずしも完結した体系でないことはいうまでもない。加えて、かつて古典力学の時代に想定された因果律における必然性は、現在ではいわゆる確率的決定論におきかえられていることも、しばしば指摘された通りである。現在では、因果律の成立の条件として、われわれが先験的に受容しうるという条件が重視されているように思われる。

伝統的な精神医学における疾患単位の代表は、統合失調症と躁うつ病であろう。しかしこれは、上記の考察から直ちに明らかにされるように、身体医学における疾患単位と同一の概念ではない。二大精神病は、もし疾患単位という用語を避けるならば、類型（type）と呼ばれるべきものである。

現象の水準において、ある一定の規準を採用し、その規準について共通性を有する個体または事物を集めていくつかの群をつくるという手続きは、類型学（typology）の手続きである。そしてこのような手続きでつくられたそれぞれの群をわれわれは類型と呼ぶ。統合失調症と躁うつ病は、前にのべた意味での原因－結果のそれぞれの体系ではなく、原理的には、転帰や精神症状という現象面における規準によってつくられた類型である。

しかしそうであるからといって、統合失調症と躁うつ病は、恣意的な規準でつくられた類型の代表であって、これらの類型は、何ら原因－結果の体系の追求に寄与するものではないと断定することはできない。少なくとも、この二大精神病の概念が、数知れぬ批判にもかかわらず今日まで生きながらえたという事実は、いつの日かわれわれが、身体医学と同一水準の疾患単位にまで到達する日が来るであろうという希望に力を与えてくれる。われわれは伝統的に、この類型を重視し、尊重してきたのである。

しかし忘れてならないことは、二大精神病への類別は、原理的には類型化であるということである。このようにして類別されたそれぞれの「疾患単位」は、あたかも真の分類であるような「亜型」に類別され、そして一方では、これらの「疾患単位」と、「正常」に対する「神経症」、「正常人格」に対する「異常人格」等々が併存しているのが精神医学の疾患分類学の姿であるということである。類型とは、したがって一面では、疾病についていえば、それぞれの疾患単位の分離を目的とした作業仮説である。その有用性についていては、内因性対外因性、ないし低文化群対病理群の二類型に類別されていた精神薄弱から次第に特殊型が分離され、これらから現在では数多くの疾患単位が同定されるに至った歴史をみても明らかであろう。しかし他面では、類型は類型に止まり、それ以外の何ものをも指向するものではないという本来の性格をもっている。

類型は、Pfahler[1]その他によってしばしば指摘されたように、「個別性・一回性」と「普遍妥当性」の中間に位するものである。人間の存在様式に関して言えば、前者は社会における存在様式であり、後者はヒトの存在様式である。別の言葉でいえば、精神医学で類型学の立場が伝統的に重視されているということは、われわれが個性の記述を目的とする文化科学（Kulturwissenshaft）の立場と、法則性の定立を目的とする自然科学の立場の何れか一方を排除することなく、二面性を受容しようとする立場を維持して来たということに他ならない。文化科学と自然科学の二面性は、伝統的精神医学の基本的立場であり、したがってもし、何れか一方の立場のみに立脚しようとするならば、それは少なくとも、伝統的な精神医学とは異質な立場であると言わなければならない。

2　精神現象の個別性・一回性と普遍妥当性

精神医学における伝統的な二面性に対して、何れか一方を排除した立場から挑戦を試み、あるいは「自然科学主義」と「文化科学主義」がたがいにその正当性を主張することはもちろん可能であり、これがこのシンポジウムの命題である。しかしここでの目的は、この問題に含まれるすべての論議を網羅することではなく、このような挑戦ないし主張が、必ずしも実り多い将来を約束するものではないことの根拠を、一、二提示することである。

その根拠の一つは、心理学の歴史を繙くことによって得られるであろう。Wundtの生理学的心理学を、モザイク説であると批判したゲシュタルト心理学自身が進んだ方向は、もう一方の自然科学的心理学ともいうべきWatsonの行動主義心理学に接近したLevinのトポロジーや新行動主義心理学への方向であった。しかしたとえばトポロジーにおけるB＝f（P, E）の図式（Bは行動、Pは生活空間におけるパーソナリティー、Eは生活空間すなわち環境）は、ある一つの完結した個体の行動体系における力動的関係を巧みに説明するものではあったが、この図式によって行動の因果性を定立しようとする試みは完全に失敗したといわざるを得ない。少なくとも現在に至るまでわれわれは、心理学における「自然科学主義」がいかに無力であったかをくり返し見せつけられてきたのである。

第二の根拠は、いまだ原理的には類型概念の範疇に止まっている二大精神病や「正常」の場合に、生物学的に規定される「精神現象」が観察されるという、通常の予想に反する事実が知られることである。精神現象は文化科学の法則に従い、行動や判断等々は個別的・一回的であると考えることは可能であるが、実は多様な精神現象の中に、おそらくその個人の遺伝子型によって規定され、したがって普遍妥当性が成立する部分がふくまれていることはまず疑いない。その根拠の一つは、何組かの一卵性のふたごを別の部屋に分けて、同じテーマで自由画を画かせると、一組の二人は驚くほど似た絵を画くというわれわれの経験である。

精神医学における自然科学的立場と文化科学的立場の両者の併存は精神医学の宿命であり、この伝統的な立場が今後も引き続いて継承されるであろうという予想を否定する根拠は存在しないと考える。

3　疾患と生物学的適応

精神医学における疾病の概念も、いうまでもなく身体医学のそれをモデルとしたものである。そこで、モデルである身体医学における疾病の概念を、遺伝学でいう適応の観点から考えてみたい。

ヒトの遺伝形質は現在までに、確実なものだけでも八百種以上、不確実なものをふくめると千八百種以上が同定されている。これらはいずれも、単一の遺伝子の変異によるものであり、大部分は個体に何かしらの障害を与える遺伝病であるから、それぞれは疾患単位の好例である。

さて、これらの遺伝病の大部分はきわめてまれであり、その頻度は通常10^{-5}のオーダーである。古典学説によれば、この低い頻度は、病者に対する自然淘汰による減少分と、「野生型」の遺伝子から突然変異によって新たに集団に加わる増加分が平衡点に達した頻度である。

ところが、単一遺伝子の変異が原因であり、成人期に達するまでに死亡することが多いＨｂＳ症（鎌状細胞貧血症）は、アフリカの一定地域ではきわめて頻度が高く、ヘテロ個体の頻度から推定するとその頻度は五パーセント、すなわち10^{-2}のオーダーになる。この頻度が突然変異だけで維持されていると考えるためには、いちじるしく高い突然変異率という、ありそうもない仮定をおかなければならない。

この疑問がほぼ解決したのは、ＨｂＳ症の分布と熱帯熱マラリアの分布がほぼ一致しているという事実と、正常者、すなわちＨｂＡだけの所有者よりＨｂＳのヘテロ個体の方が熱帯熱マラリアに対する抵抗力が強い事実が明らかにされた時であった。すなわち、ＨｂＡのみを持つ正常者より、ＨｂＳ症をおこす変異遺伝子の所有者の方が熱帯熱マラリアの流行地では適応値が高いと考えられるのである。

この事実はわれわれに多くのことを語ってくれる。その第一は、人類には単に有害であるに過ぎないと考えられていたＨｂＳの遺伝子が、熱帯熱マラリアの流行地では自然淘汰から人類を守る作用をしているということであり、第二には、このような人類を守る作用は、必然的にＨｂＳ症の個体の犠牲において達成されているということである。

突然変異と平衡を保っている程度以上に、ある遺伝子型が集団中に存在する場合、そのような現象を、多型（polymorphism）という。生物の一つの種のもっている遺伝子坐位の四〇パーセントくらいは多型を示すという推定もある。ヒトの各種の血液型、血漿蛋白型、いろいろの酵素などは多型の好例である。その大部分では、人類の適応との関連は知られていないし、また多型は、遺伝子型の間の適応値の差がない場合にも成立しうることを示す研究成果も得られている。

にもかかわらず、ＨｂＳ症についての知見は、われわれに「疾患」が人類集団においてもつ意味を考えさせるのに十分である。

J. Huxley たちは、(2) 統合失調症は単一遺伝子による疾患であるという立場に立ち、その集団中における高い頻度は、変異遺伝子の保有者が苛酷な自然条件、単純な社会において高い適応値をもっていることによって説明されると考えた。この学説には賛否両論があるが、少なくともわれわれは、もし統合失調症の少なくとも一部の原因となる遺伝子が存在するならば、その遺伝子は人類にとって単に有害であるだけであると結論することはできない。

4　結　び

医療は本来、個体をある「望ましい」状態に復帰させることを目的とした行為である。その限りにおいて、精神医学における「病気」も医療の対象とされることは、価値観とともに「望ましい状態」の枠組みが時代とともに変化しても変わることはないであろう。しかし疾病は、ヒトが生物である以上、医療の対象以外の存在でもあることを、医師といえども忘れてはならないであろう。

文献

（1）Pfahler, G. *System der Typenlehre*, 1936.
（2）Huxley, J. Mayr, E., Osmond, H., Hoffer, A. Schizophrenia as a genetic morphism. *Nature*, 204(4955): 220-221, 1964.

†討　論

臺　井上さん、ご説明いただきたいんですが、個別性・一回性と普遍妥当性の中間・妥協ということと、もう一つの文化科学的立場と、自然科学的な立場との二面性を受容するということですね。両方を受容したり妥協したりするのは、どういう仕方でするのですか？　両方並べてることもあるでしょうが、その両方の間の構造を説明して下さい。

井上　答えになるかどうかわかりませんが、われわれは一人一人皆違うということです。それからまた一人の人間がいろいろな立場になりうる、と思います。その事実の中に、やっぱり二面性があると僕は考えます。だからその構造と言われても、本当に構造を持ってそれをインテグレイトしている人もあるでしょうし、並列している人もあるんじゃないですか。

臺　井上さんはどうなんですか。

井上　こういう答えでご満足いただけますか。僕は発達的な観点で統一しているつもりです。答えになっていませんか？

臺　わかったような気がします。発達がでてきましたね。今までこの話に一つも発達がでてこなかったですね。

荻野　発達というのは連続的なんですか。

井上　そういわれると、心身問題の答えを迫られるような気がするんですが。私は体質的に二元論が嫌いだと言った方がいいでしょうね。

荻野　だから妥協だとおっしゃっているけれど、本当は妥協はあまりお好きじゃないし、中間がお好きでもないかも知れないのですね。

井上　さっきの私の言い方でおわかりいただけるかと思うんだけれども、私自身は、類型論は非常に下手なやり方だと思っています。しかし他にないからしようがない、ということですね。

土居　今、荻野さんは発達ということを問題にしたけれど、心身問題に関連しておっしゃったのですか？　連続か非連続かと聞いたのですか。

荻野　僕は中間ということがあり得るとしたら非常に不正確な概念で、個別性・一回性と普遍妥当性が、X軸とY軸という次元の違ったものではなく、ただ関係の問題だと思うものですからね。プラスじゃだめだと思うんですけど。

井上　これは関係があるかどうか判りませんが、私がさっき申し上げましたように、中間節という言葉は必ずしも私は提示していない。私は妥協という言葉の方がいいだろうと思います。

荻野　折衷という言葉は？　折衷主義と、たとえば文化科学主義と言うとしたら、それも折衷……。

井上　折衷でもいいかもしれませんね。

内沼　私は生物学的な規定性は、いかなる疾患にもあることだと思うのですが、しかし、生物学的な規定性は、必ずしも直ちに疾患そのものに結びつくわけではないですね。

井上　たとえば神経症などを考えた場合ですか。

内沼　はい。

井上　もちろんそうです。そこまで話を拡げればその通りです。

内沼　私は、生物学的規定性をあらゆる精神障害に関して認めております。しかし、それは必ずしも直ちに疾患とは結びつかない。先生が発達ということをおっしゃったのはよく解るのです。現在、精神医学の論争の中心は、むしろこういう問題に関わっていることなのですね。生物学的規定性というのは誰も否定しないでしょうし、また文化的な要因ということも誰しもが認める事実だと思いますが、そこに発達要因が加わって、それがどういうふうに関わって疾病になっていくかということが大きな問題だと思います。

井上　疾病ですか？

内沼　疾患でもいいと思います。先生が発達ということを言われたことはよく解るんですが、精神医学の疾病概念の混乱というのは、発達概念が入ってきて、そこで非常に混乱している面がある。それをすっきりさせることが大事だと思うんです。

井上　私自身は、発達を持ち込んだことによって精神医学の概念が混乱したとは考えていません。

内沼　混乱したというか、むずかしい問題が起こってきたと思うのです。

井上　むずかしい問題があるからこそ、その観点が入ってきたというふうに私は考えます。

内沼　混乱したという表現があまりよくなかったかも知れませんが、たとえば統合失調症というものを考えた場合に、生物学的な規定性は確かにあるだろうし、それからまた、社会的な要因その他もあるだろうと思います。そのうえ発達要因が加わってくる。疾病概念をとらえる場合に、誰しも先生がおっしゃるようなことは認められるだろうと私は思うんですが、発達要因が加わってくるためにわれわれはまいってしまうわけですね。

井上　最後に私は疑問として提出したわけなんです。つまり医療の対象というものは時代によって変わり得るということを私は前提としているわけです。ですからあなたがおっしゃっているのが、現代の医療を意味しているのだったら、ある程度疑問の的は絞られてくると思います。これは、臺さんはよくご存知のことなんで、詳しく触れなかったんですが、統合失調症のふたごを見ていて、そのふたごの相手にさまざまなものが見られるということから、私は、統合失調症の発達モデルを前に提出したことがあるんです。『分裂病の生物学的研究』の中にそのモデルの図も描いておきましたので、ご覧いただければ、私が発達ということに関してどう考えているかということは、ある程度、お解りいただけるかと思います。

臺　さっきの絵のスライドを見せて下さい。

井上　全部で十六人の絵がありますが、その中から最もよく似ている一組の一卵性のふたごの絵を持ってきたんです。二人とも青、黄色と緑だけを使った絵で、黄色がごく一部分だけあるというのはこの一組だけです。山のような大きなマス、それと海が特徴です。緑はほとんど単色です。このようなマスを描いている描き方をしているのはこの一組だけです。個人によって対象が違い、色感が違い、表現の様式が非常に違う。もちろんデッサンも違います。別のもう一人の絵と比べていただければはっきり判ると私は思います。私はこのふたごの絵はたいへんよく似ていると思います。皆さんはどうご覧になるか——びっくりしないと言われれば、ああそうか、というだけの話です。（絵は省略）

臺　僕は非常によく似ていると思います。色盲ではないんでしょうね。

井上　色盲ではありません。

土居　他のと全部比べると一番似ていることはたしかに目立つでしょうけれど、なぜ、予想に反してなんだろうか。むしろ予想するところといった方がいいのではありませんか。

井上　われわれが経験した別のエピソードをお話ししましょう。これは、少なくとも私たちの予想には反したのです。おととい、今年の東大の付属中学のふたごの入学検査があったのですが、ある男の一卵性と思われるケース——まだ最終的には決定していません——そのケースの検査の途中に見つけたことです。二人ともに身体の同じ位置に同じ角度で傷があるんです。片一方は長くて、片一方は少し短いのです。長い方は小学校三年生の時にケガをして、短い方は小学校四年生の時にケガをした。その状況を聞いたのですが、二人とも、工事現場で何か横から出ていた釘か何かにひっかけてケガをした。つまり状況というか、生活の空間が全然違うわけなのだけれども、全く同じようにケガをした。これはどういうことなのか。実は去年、やっぱり同じようなケースにぶつかったんです。女の子ですが、二人とも顔に瘢痕があるのです。それがやっぱり全然違う状況で、全く違う時に、同じ傷を負ったのです。私の予想には反しました。土居さんは非常に予想がいいんで……。

土居　僕は、予想に反しない、むしろ予想通りじゃないかと思います。と言うのは、今、内沼君が言ったことに関係すると思うんだけれども、その成長も、もちろん生物規定性を持っているわけで、われわれがこうやって議論をするのも、根本のところで生物学的なメカニズムがちゃんと働いているから議論をしているわけです。だから、たまたまその一卵性の双生児で非常に似たものが出てくるということは、むしろ当然じゃないかと思います。

井上　そこでさっき偶縁性の話が出ていたけれど、私はこれは偶縁だとは思わないわけですよ。

臺　僕はそれこそ偶縁だと思います。

井上　偶縁ではないと思います。

臺　偶縁というのは一方に規定性があり、そこに同時にチャンスがある。

井上　ああ、そういう意味ですか。

臺　ええ、偶というのがチャンスで、縁の方がもともとそういうふうになる可能性を含んでいるという意味から、偶縁なのです。

井上　偶然ではない。

臺　ええ、偶然性ではないのです。

井上　島崎敏樹さんが、宿命と運命ということを言われましたね。僕は決して宿命論者ではないのだけれども、こういうのを見ると、宿命的な感じがするんですよ、正直言って。

荻野　Szondi の話と……。

土居　Szondi にもありますね。

吉松　そのことと関係してくると思うんですけれども、自然科学的立場と文化科学的立場の両者の併存が精神医学に必要だとおっしゃった場合、この二つの立場は恐らく合致しないだろう。どこまで行っても平行線を保つだろうという考えなのですか。

井上　私の感じをお聞きになってらっしゃるんですか？　テストされてるような気がするんだけど。むしろ言われる通りでしょうね。正直言ってそう言わざるを得ないような気がします。つまり、発達的な観点を入れない以上は、ですね。

吉松　自然科学の方は法則性とか因果律を問題にしているんですね。ところが最初に先生がおっしゃったように、最近の自然科学、たとえば物理学はだんだん確率論的な考え方を入れるようになってきたのですね。それから文化科学的な方も、今も話が出たように、ある一つの自然科学的な必然性がある。そこで確率論的な考え方を入れるようになれば、あるいは自然科学文化科学のそれぞれがどこかで繋がっていくのではないかという気がするのです。

土居　いや、井上さんのお仕事は、まさに自然科学的なものです。方法としては自然科学と文化科学は画然と区別されてしまう。対象は同じ対象を見ているんだけれども、それを自然科学的な方法で切るか、文化科学的な方法で切るかで、方法の上では二つあるということです。しかし同じものを見ているんだから、どこかである接点みたいなものがあって然るべきだ、ということは言えるけれども、自然科学と文化科学が同じになるということは言えないでしょう。

吉松　私はその科学の研究対象に対して究極をめざして、細かいところまで迫っていくと、結局は非常に似てくるのではないかと思いますが。

臺　吉松さんと同じ意見です。行動には三つの理論的モデルを考えることができます。まず偶然的決定性あるいは蓋然性です。それから刺激反応系、すなわちS・Rシステムがある。井上さんの子供はある状況の中に置かれた時、なにかの刺激があってあることをやったので、ひっかけて傷をしたんでしょう。

これは一つのS・R系として見ることができます。さらにこの子供たちが元来持っている行動の規則性、グラマーがあるでしょう。だから、行動のグラマーと、S・Rシステムと、それからストカスティックのプロセスと、この三つを入れたら、僕は、自然科学的な方向というものは、文化的な一回性とつながる可能性が十分にあると思います。

井上　僕は後戻りしないということがあると思う。これは前に土居さんと議論しましたけれど、統合失調症における不可逆性ということを言ったら、土居さんは神経症だって不可逆だと言われた。

土居　またあなたの論文に戻っていいですか。類型の概念はよく解ったし、精神医学の診断学というもの、あるいは疾病分類学というものが、類型がもとになっており、われわれは類型をみているのだということは、私も全くそうだと思うし、その点に賛成なさる方が多いと思うのです。けれども、大体身体医学でも、砂原先生、もともと類型を見ているのではないですか。元来の臨床医学というのは、やっぱり類型を見て診断したのではないですか。

砂原　そうですね。

土居　ですからよくわれわれ精神科の医者が、疾患単位を身体医学のモデルと考えるけれども、それは身体医学の非常に最近の、ことに結核とか伝染病とかの感染症をモデルとしているのであって、大体身体医学でも類型なのだと思うのですけれど、どうでしょうか。

砂原　類型的な分類しかできないものが多いのではないでしょうか。症候群としてまとめられているものはその典型的な場合ですし、膠原病などというのも病理組織学的類型でしょう。

土居　今でもそうですね。身体医学でもそうですね。ですから精神医学だけが類型だというふうに見るのは誤りではないかと思います。

井上　しかし、身体医学の現段階で、類型的な見方しかできないのが多いと言っても、たとえば、僕が例に挙げた鎌状細胞貧血症などはこれは類型の水準ではないですよ。明らかに疾患単位の水準です。そちらへ目指しているし、また、今までの発達の歴史を見ても、それが次々に完成されていることは確かでしょう。

土居　そういうのがだんだん出てきてはいるんだけれども、あなたがおっしゃるように、そういうふうに決まっているものはむしろ実際の病気としては非常に稀な病気であって、身体医学の臨床家が扱う非常に多くの病気は、やっぱり僕は類型で診断しているのだと考えますけれど。

井上　程度の違いだということですか。

土居　精神医学だけが非常に特殊であるという考え方は間違いではないだろうかと考えます。

井上　身体医学と精神医学を対比してみて、その間の違いをまず論じると、そこから先はそうなるかもしれません。身体医学と精神医学とは永久に相容れないものだとは僕は思っていない。先ほど、臺先生がおっしゃったように、病める人へのアプローチが身体医学でも問題になっている以上、これはやっぱり精神医学的なアプローチだろうと思います。ですからその点では、基本的に、質的に違うものであると言っているのではないのです。

土居　病める人へのアプローチ以前の診断のプロセスでも、私は身体医学は多分にやっぱり類型学だと思います。

井上　身体医学においても、自然科学主義だけが絶対であるとは僕は思っていないわけです。その意味で、土居君の言うことは判ります。しかし、身体医学と精神医学の途中の発達の経過は明らかに違うのではないですか。

土居　片一方は身体症状を主に見る。片一方は精神症状を主に見るという点では違うけれども、それを整理して一つのゲシュタルトを見ていくというプロセスは全く同じではないですか。むしろ精神医学が身体医学に対して一種の劣等感を持っていること——向こうの方は、ちゃんとした疾患単位がはっきりしているけれど、こちらは判らなくて類型しか見ていないというふうに一種の劣等感をもつことは間違いではないかと思います。

井上　ある程度、感じは判ります。私の感じでは、かつて精神医学の対象であったもので、たとえばフェニールケトン尿症のようなものが、疾患単位として確立されてくると、精神医学から外されてきたような気がするんですよ。

臺　井上さん、マラリヤ・コントロールやマラリヤ・エラディケーションが進んだら、鎌状細胞の遺伝子を持っているヘテロはやっぱりぐんと減るでしょう。

井上　減るでしょうね。アメリカに移った黒人ではわずか二〇〇年くらいの間に非常に減っています。この現象はそういうプロセスによるのだろうと考えられます。

臺　ジュリアン＝ハックスレーは統合失調症の少なくとも一部の原因となる遺伝子があることが人間にとって有利だろうと言っただけで、その内容は言っていないのですか。

井上　内容に関しては、僕が記憶している範囲では、過酷な自然条件ということ、それから単純な社会、その二つを言っています。

臺　疾患よりもむしろ統合失調気質の遺伝規定性の方が意義がありそうだという感じがしますね。

井上　僕は統合失調症質（分裂病質）と言われるものが、むしろそうだと思うんですが。ハックスレーは統合失調症の患者でもそうだというような書きっぷりですね。発病した者に関してもそうだということです。

砂原　統合失調症というのは国とか人種などで頻度が非常に違うのですか。

井上　私、調べてみたのですが、データがあるのがヨーロッパと日本と台湾なのです。アメリカのデータでは、年齢が記載してありませんから、罹病危険率は推定できないんです。もっぱら疫学的なアプローチで有病率しか書いてないので判らないのです。他にソヴィエトにあるらしいのですが、情報が入りません。これは加藤さんはご存知かもしれないけれど、僕が手に入る限りの文献で、全部調べた範囲では、日本とヨーロッパは同じで、台湾は低いです。それしか判りません。

砂原　日本と台湾の違いの説明は可能なのですか。

井上　そこでハックスレーたちの学説が浮かび上がってくるわけです。

土居　それを適用するとどういうふうなスペキュレーションができますか。

井上　僕は判らないのですけれど、こういう学説があります。日本人の少なくとも一部はシベリヤから渡ってきた、という学説です。それをスペキュレイトすれば、やっぱり温暖な気候における人類集団と、過酷な自然条件における人類集団の間での違いがある程度説明できるのではないですか。

土居　温暖な方が少ないということですか。

井上　ええ、つまり温暖な地方では、統合失調症が有利であるという条件がないということです。

土居　なるほど。

井上　これは全くスペキュレーションですよ。

土居　安永君が大分前に書いた境界例についての論文で、学会で発表しようと思っていてやれなくて、誌上発表だけ「精神医学」に出した中に、そういう問題がありましたね。統合失調気質それから病質が、むしろ現代に生活するのに、ある有利なものを持っているという内容でした。

藤縄　しかし本当に問題になるのは、人間に有利不利どころか、生きるか死ぬかくらいの問題レベルのことでしょう、生物として。

井上　ハックスレーが問題にしているのはそうです。生きるか死ぬか、要するに生きのびて子孫を作るかどうか、それによって測定されるということですね。

荻野　先ほどの、一年経って同じケガの仕方をしたのは、生物学的な次元で完全に説明できると考えていらっしゃるのですか。

井上　完全に説明できるかどうか、説明してみないとわかりません。説明ができた段階で説明し得ると言えますけれど、まだ説明ができていない段階ではそれは言えません。想像としてはリアクションのパターンがたいへんよく似ているのだろうということです。

砂原　俗説ですが、遠く離れている一卵性双生児が同じような時期に死亡することがありますか。

井上　アメリカの統計では少なくとも女の一卵性のふたごは死亡年齢が二卵性および男の一卵性のふたごよりも近いです。男では、一卵性と二卵性の差がないのです。

土居　女の方が生物学的規定性が高いわけですか。

井上　そういうことではなくて、昔から言われているように、男の方が外界からの障害を受けることが多いということと一致する結果でしょうね。つまり男が早死にするのは、それだけ男が無理しているんで、女は天命を全うするということが昔から言われているわけですが、それの延長線上の結果ですね。

荻野　さっきの二元説か妥協説ですけれど、それがカルチュラルに規定されているのだということが直ちに言えるでしょうね。

井上　精神医学の今までの歴史を見ると、できるでしょう。それは事実そうなのではないでしょうか。そのバックグラウンドがあるわけですから。

土居　さっきの発達の問題で、どうもあまり議論が発展しなかったようだけれどもいかがですか。

加藤　発達の意味ですが、社会科学的な意味での社会の発達ということばではなくて、個人の発達という意味ですか。

井上　はい。個人のオントジェネーシスということについてです。

加藤　社会とか文化の発達も含めて発達とはいわないのですか。

井上　いいえ。私はそういうつもりで言っているのではありません。

内沼　先生の発達というのは、生物学的な……。

井上　生活史と言った方がいいのではないかと思います。

内沼　そうしますと、その中には文化概念も入ってくるのですか。

井上　もちろんその時の文化概念は入ると思います。

加藤　広い意味での社会の変化、たとえば過密と産業化がどういう現象を起こしているか、そういうものは入らないのですか。

井上　それに対してのお答えは、私はそれを処理する能力がないという他はありません。

加藤　それも個別性・一回性なのですか。

井上　それはそうだろうと思いますけれども、実際は、私自身がものを考えていく上のシステムに、そこまで取り入れて整理する能力を私は持っていないのです。どうもこれは悪い癖かもしれませんが、自分の目で見たことしか信用しないものですから。

加藤　たとえば、今の男と女の死亡年齢の問題ですね。もう文化人類学的にみても、女性が働いて男性が働かないところがある。そうすると、女の方が早死にするということはあり得るわけですね。

井上　それは考えられますね。発達というのはそのことですか。

加藤　発達かどうか判りません。が社会的要因としてです。

井上　その時のカルチュアは当然個人の発達と密接に関わり合っているという認識は持っているつもりですけれども。

土居　発達概念で自然科学的な観点と文化科学的な観点が統合されるというわけでしょう。

井上　統合されると僕はさっき言いましたか。

臺　統合という言葉は使われなかった。統一です。

土居　統一では不適当だから僕は統合と言ったんです。それと疾病概念とどういうふうに関わるのですか。あなたはその点に触れておられないけれど、発達という概念が非常に重要なものであるとして、それと疾病概念とはどういうふうに関連してきますか？

井上　それではむしろこういうデータをお見せして皆さんがどうお考えになっているかということを伺った方がいいかもしれません。さっきちょっと話をしました統合失調症の発達モデルのもとになったわれわれの観察から、私が古典的統合失調症と呼んでいる一卵性のふたごの相手には正常者はいない、というのが私の結論なのです。つまり、遺伝子型はあるだろうと思います。遺伝子型によって統合失調症質（分裂病質）と私が呼んでいる特殊な人格のパターンがきめられる。それが、私が身体過程と呼んだ不明なものの働きによって統合失調症に発達すると私は考えております。そこでそれでは統合失調症質が病気か、そこから後が病気か、という問題になってくるのですね。むしろそういう私の持っている疑問を提出して皆さんのご意見を伺った方が今の問題に近寄る道ではないかと思います。

土居　それは井上さん自身の疑問としてとどまっているということですか。

井上　そうです。たとえば病気という言葉、あるいは疾病、疾患という言葉を使う時、その概念が一応さっきみたいに規定されたとすれば、それは果たして疾患なのか病気なのか僕にはまだ答えが出ていないということです。臺さんの概念を使えば前疾患状態ではないか。つまり疾患に著しくなりやすい状態である。しかし一旦その人がその家族から出て、たとえば職場で問題を起こすということになれば、これは病気だということになるのではないかと思います。

土居　そこで、あなたの答えが出たわけでしょう。

井上　いやいやまだ僕はそれは模範解答だと思っていません。

土居　でも模範解答に聞こえるし、私は賛成したいように思いますが、臺先生はどうですか。

臺　ですから、そういうふうに病気か病気でないかはっきりしないような時にも、疾患というものの考え方を持ち込むことが必要であって、そういうことをする役目は精神科の医者だと言いたいのです。

井上　そこに医療の問題が加わってくると思うのですよ。われわれが見ている統合失調症質が、著しく統合失調症に発展しやすい状態であるということはまず間違いない。それに対して予防的な医療の実行の可能性があるだろうと僕は思うのです。そこで臺さんのおっしゃることとつながるのではないかと想像しているわけです。つまり病気になってしまってから行なうだけが医療ではないのだろうということですね。そこでもし疾患が同定できれば、あるいは前疾患状態が同定できれば、やっぱり医者のやるべきことがあるはずだというのが僕の実感です。

内沼　先ほど生物学的な規定性と疾患とは一応別であると私は言ったわけですが、こういう遺伝子を持った人がある時代においては、ノーマルだったと考えられるのですね。

井上　ノーマルどころかスーパーマンだったという話もあります。

内沼　そうしますと、こういうものを疾患と見るということは社会的な価値観が入っているということですね。

井上　それはむしろ、さっきの臺さんの言葉を使えば、病気という名前で呼んだわけでしょうね。

内沼　病気ばかりでなくて正常とかスーパーマンとも言える可能性は持ち得るのですね。

井上　そうだと思います。ここでXYYの話をちょっとしましょうか。XYY症候群というのがあって、犯罪と非常に密接な関係があるのではないかというので、私たちは数例症例を集めたのです。まだ結論が出ていないのですが、一つの印象は、非常に律義な人が多いということです。たとえばあるケースは十八歳の男ですが、たいへんな母親思いで、毎日のようにパチンコをしてお母さんにお土産を持ってくる。お母さんは迷惑がっているのですね。チョコレートなどを山のように持ってくるのですから。お母さんが帰ってくると座布団を敷きなさいと言う。お母さんが面倒臭がって座布団を敷かないと怒るのだそうです。そして寝る前に「お母さんお休みなさい」と言う。お母さんが返事をしないと何度でも「お休みなさい」と言うのです。このケースに似たケースが何例かあるのです。私は、そういう律義さは、ある社会の条件では価値があるという予想を立てて今見ているところなのです。

土居　XYYでなくても、非常に律義な人というのは、多いのではないかと思うのですが。

井上　なお、そのXYYの何例かと律気な人というのは、皆犯罪非行をした人たちです。

土居　犯罪非行歴の前から律義なのですか？

井上　いや。今、僕が記憶しているのは二例ですけれども、一例は犯罪をやる前にわかり、一例は少年院から出た後でわかったものです。

土居　犯罪をやる前にやっぱり律義的な性格がきづかれているわけですね。

井上　一例ではそうです。きづかれていると言うよりは、あまりそういうインフォメーションはなかったのです。われわれがそうだろうというエヴァリュエーションをしたケースです。

加藤　明らかなＸＹＹの人で全く非行も犯罪も犯さなかった場合がありますか。

井上　あります。たくさんあります。

加藤　そういう時は、どういう解釈をするのですか。発達的な解釈ですか。

井上　非常に包括的なご質問なのでどういうふうに答えてよいか判らないのですが。包括的な答えをするならば、ＸＹＹという染色体の異常が犯罪に直結するとは私は考えていません。やっぱりステップがあるのだと思います。だから、発達的という言葉がもしかそれに含まれるならば、おっしゃる通りでしょうね。しかし犯罪者の中のＸＹＹの頻度が圧倒的に高いということは事実です。

土居　犯罪者の中に圧倒的にＸＹＹが多いということは、それは何と比較しているのですか。

井上　新生児における頻度と比較しています。一般集団です。

内沼　先生のお話で非常におもしろいと思ったのは、「この事実は」以下の「このような人類を守る際は必然的にＨｂＳ症の個体の犠牲において達成されているということである」というのは、遺伝学的に冷厳な事実を記したということでたいへん興味を持っております。これは現在の精神医療の問題に非常に結びつく問題だと思います。

井上　僕もそうではないかと思って書いたのです。

土居　もう少し内沼さんのこの点についての考えを説明して下さい。

内沼　笠原先生のおっしゃった統合失調症についての反精神医学の立場をこういう見方と結びつけて考えると、ひどく悲観的な事態になるということです。それが事実だとすればしようがないと思うのですが。

荻野　今おっしゃったことと関連した自由連想なのですけれど、医学は臺先生のおっしゃったような疾病についてのそういう概念をわきまえなければいけないのですけれど、また井上先生がおっしゃったように、今度は医学が治療を契機とした学問である以上、わずかでもその疾患にかからなかったり、犯罪が起こらなかったというケースは、より大事にされなければいけないと思います。予防医学ということをおっしゃったことは当然ですね。統合失調症者は、犠牲者であるがゆえに、余計大事にされていいわけですね。

内沼　しかし、大事にすると人類が滅びるかもしれないという可能性もありえますね。

土居　あなたが言おうと思ったことは、おそらくそういうことだろうと思ったのですが、結局今の人間の文明社会が進んでいく過程として、ある脱落者が出てくるということは、ほとんどやむを得ないのではないか。たとえばそういう統合失調気質というものが、今のような社会にはある有利な条件を持っている。すなわち、そのような人間がふえている。したがって病人もふえてくる。しかしそれは社会的な条件、今の社会変革というものから因ってきたるところだということがそこから暗示されるということですね。

井上　その問題は確かにそこから起こってくる次の問題ですね。荻野さんがおっしゃったことで思い出したのが、フェニールケトン尿症治療の問題なのです。フェニールケトン尿症の食餌療法は確か二〇年になりますね。治療をうけた子供が、そろそろ結婚適齢期になります。日本ではこのような症例は少ないでしょうけれど、アメリカあたりではずいぶんふえてきています。一体どうしたらいいか、非常にむずかしい問題ですね。医学はもちろん、そこに病人がいて、その病人が医者に救いを求めてきている、それを拒否しないものです。けれども、ある人のことばを借りれば、「医学というものは自然淘汰に対する逆行である。人間のナチュラル・ヒストリーの人為的な変更である」ということがあるわけです。その矛盾をどうするかというのが確かに次の問題です。長期的に考えた場合と短期的に考えた場合で答えが変わってくると思います。私は計算してみたのですが、フェニールケトン尿症を今のように治療していきますと、だんだん患者がふえていきます。五代くらいたちますと目に見えて増してきます。

臺　私は知能の低くないフェニールケトン尿症の例を一人知っています。もう結婚しています。それから話は飛びますが、富永茂樹という人の本に載っていたのですが、ゲーテがイタリア紀行の中に「私も、人間性がついには勝利するだろうということを真実だと考える。ただそれと同時に世界が一個の大病院となり、人はお互い看護人となるだろう。私はそれを恐れる」と言っているのだそうです。

井上　遺伝学が進歩しますと、治療が進歩してくる。ずっと先に行きますと、健康者が非常に少なくなってしまいます。その健康者が、みな病人の世話をしなければいけないわけです。

荻野　精神障害者に対する現在の遺伝学的な対応に問題がありますね。

井上　優生手術をしているわけです。優生手術の場合は個体にはあまり影響はない。次代の子供が生まれないということでしょう。ですから、その個体の存在自身には直接な侵襲はないわけですね。

荻野　体内の人間を殺したことになりますね。

井上　出生前診断に続く、人工妊娠中絶の場合はそうです。

荻野　それの是非と同じ問題になりますね。

井上 その通りです。

荻野 極論すればナチスの時代の統合失調症者に対する扱いと同じ行為になりますね。

井上 そっちの方へつながる可能性があります。しかし出生前診断はそういう捉え方と、もう一つは、ある夫婦に健康な子供を持つチャンスを与えるということがあります。その面を忘れてはいけないのです。ですから、四人に一人フェニールケトン尿症の子が生まれるという夫婦が健康な子供を産みたいと言った時に、やっぱり医学はそれに対応しなければいけない。フェニールケトン尿症ではできませんけれども、それに似たいくつかの先天性代謝異常は出生前診断ができます。病児は人工中絶をする。次に妊娠した時に、今度は病児でないということが判れば、これはその夫婦にとってはたいへんな救いとなるでしょう。そうなってきますと人工妊娠中絶は良いのか悪いのか、悪いならば受精後どのくらいたつと人間であるという議論が出てくるわけです。それでは精子も卵子も人間かということになります。実験的にはウサギで処女生殖をすることができますから、卵子は個体になります。もちろん卵子の処理をするわけです。

土居 医学一般の問題として、類型概念について今一度井上さんの考えをはっきりおっしゃって下さい。

井上 複雑な現象を整理するのに困って考え出した一つの整理の方法なんです。だけれども、たとえば印象派という名前をつけたって、セザンヌの本質は判らないわけですね。ダウン症候群がいい例だと思います。この症候群に名前がついたのは、ダウンが当時の白人優越主義があるヨーロッパで民族的な精神薄弱の分類を言い出した時で、その時に出てきたのがモンゴリズムという名前です。それが今では、完全な疾患単位として同定されてしまいました。最初そういう類型として出てきたものがそういう方向へ進んでいくわけです。身体医学の歴史を見るとそういう方向に流れています。

土居　方向はそうですね。

井上　しかも精神医学というのは、そういうものが判ってしまうと、もうそれはいいと言って除いてしまっているわけです。

土居　それは僕はまちがいだと思います。ことに臨床精神医学というのはそうであってはならないと思います。

砂原　その類型ですが、昔は臨床症状だけでみていたが、今はいろいろなもの（病理組織、病態生理など）が入った上での類型学が行なわれています。感染症などは原因菌が定まればそれで本態がわかってしまうのですが、多くの身体的な病気はそのようには片付きません。同じ感染症でもいろいろな臨床的類型に分けるのが便利なことがあるでしょう。ある意味で本当の類型学というのはそういう基盤を持っていないといけないのですね。

土居　私はファインシュタインの『クリニカル・ジャジメント』という本を読んで感銘を受けたのですけれど、彼は今の内科の診断が病理解剖学的なものを中心にしているというふうにだんだん変わっていくということは、良いことではないと言っています。むしろ類型診断の方が、臨床的により意味があるという考え方です。

井上　内科の場合には、分類学上の手続きは一つのメソドロジーなのです。精神医学ではメソドロジーだけではないと思うのです。メソドロジーであると同時に本質である、という感じです。

精神医学における疾病概念
——社会学的視点から

荻野恒一

1 はじめに

今回の討議集会の課題は、すでに企画者たちも認めているところであるが、「精神医学における疾病概念」というテーマから予想される事態をはるかに超えた困難な問題を内蔵しているようである。

いまかりに、二、三十年前にドイツとフランスの精神医学者たちが集まって「精神医学における疾病概念」について論じたとしたときの、困難な事態を予想してみる。このとき、たとえばフランス学派の「急性錯乱状態」(bouffée délirant)という疾病概念は、ドイツの精神医学者たちにとっては、原発性の妄想気分や妄想知覚を体験している急性統合失調症や、クライストの「挿間もうろう状態」などが急性錯乱状態の下に一括されているがゆえに、とうてい理解できない、ということになるであろう。だが、このときの困難な事態は多分、臨床精神医学の次元での論議を重ねることによって、相互の了解にまで達することができるであろう。たとえばフランスの精神医学者が、急性の精神疾患と慢性の精神疾患とを厳密に区別しようとするフランス臨床精神医学の根拠を明らかにすることに努め、また急性精神病の諸症状でもって発現してきた諸症例を、具体的に精神症状論の立場から分析していけば、ドイツの精神医学者たちも次第に、フランス学派の言い分に聞き入るようになるであろう。

もう一つ、別の場合を想定しよう。ブロイラーの統合失調症の概念は、周知のようにミンコフスキーが一冊の著書を書いて紹介するまで、フランスの精神医学界には、ほとんど受け容れられなかった。さてこの時代にかりに「統合失調症の疾病概念」についてドイツとフランスの精神医学者たちが論じたとすると、このときの最も困難な事態は「自閉の概念についてフランスの精神医学者が理解しにくい」ということではないかと思う。だがこのときには多分、ドイツの精神医学者が、まさしく自閉的といえるドイツ人の症例を実際にデモンストレートすることによって、相当の程度に困難は解消されるのではないかと思う。すなわち統合失調症の患者自身が、ドイツとフランスでは相当にニュアンスを異にしているし、事実ミンコフスキーも、スイスのブロイラーのところに行って初めて、統合失調症の概念を理解することができたのであった。ちなみにミンコフスキーの著書『精神分裂病』がフランス精神医学界に理解された一つの理由は、自閉の概念がメーヌ・ド・ビランからベルグソンへと受け継がれてきた哲学的系譜によって、新しい概念に書き改められたからでもあったわけである。

すなわち、以上に想定した「精神医学における疾病概念」についての討議の際の困難な事態は、純粋に臨床精神医学的観察に基づいた事実の検討をとおして、あるいは精神医学的事象に関する純粋に学問的論議によって、次第に解消されていくはずのものである。

ところが、今回のような討議集会が行なわれなければならない事態は、上述に想定したような困難とは別種のもののように思われるのである。すなわちそれは、精神医学的事象の検討や従来の意味における純粋に学問的な論議によって解決に向かっていきうるような困難ではないように思われる。企画者は

「今日の精神医学や医療のあり方についての多くの混乱の一つの理由は、精神疾患の概念が大きく動いており、それが十分に整理されていないところに原因がある」と述べているが、では事態は企画者がねらっているように、「精神疾患の概念についての十分な討議、課題の整理、検討、対立のなかの共通項の発見への努力、将来の方向の展望」といった手続きで、そのまま解決されていくような性質のものであろうか。わたしには、そのように思えないのである。わたしは、「精神疾患の概念が整理されていないから、混乱がおこっている」とは考えず、むしろ「精神疾患の概念の整理がいま直ちに望みえないほど、混乱という事態の原因は深刻である」と考えるのである。すなわち「精神疾患の概念の動揺」と「精神医学や医療の混乱」とは原因と結果という関係ではなくこの二つは、わたしたちの予想をはるかに超えるほどの深刻な今日的状況における同時的かつ等根源的な事態であるように思えるのである。

以上わたしは「精神医学における疾病概念」について討議するさいのみずからの心構えについて述べた。しかし、わたしはだからといって、この討議集会の企画の仕方やテーマの出し方に、真っ向から反対しようとしているのではない。また、ここに参加したからには、十名の討議者がそれぞれ違った視点から「精神医学の疾病概念」について論じるさい、わたしに与えられた「社会学的視点」からの討議をすべきであると考えている。むしろわたしは、この討議集会に参加するにさいして、「以上のような、ある意味で悲観的な心構えをもってでなければ、社会学的視点からの討議はできないであろう」と覚悟していることを、はじめに表明したわけである。

2　精神医学における社会学的視点

十九世紀から二十世紀にかけてのヨーロッパ精神医学の主流は、いうまでもなく生物学的方法に依拠していたし、また当然、原因論的にも、ほとんどの精神疾患について身体因が予想されていたわけである。それでも比較精神医学や民族精神医学の研究は、十九世紀後半から始められており、比較精神医学という術語は一九〇四年、クレペリン自身によって用いられているのである。(1) すなわちクレペリンは、民族や文化のちがった地域で、ヨーロッパ文化圏における白人のあいだにはみられないような特殊な型の精神病を報告し、さらにはジャワでの統合失調症（クレペリンが名称を与えたものとしての早発性痴呆）に末期の人格荒廃がみられないことや、うつ病状態で自殺企図や罪責感の少ないことをも認めたのであった。またブロイラーは、イギリス人とアイルランド人のあいだで、それぞれの統合失調症の病像と経過のちがいの存することを補足的に述べている。すなわち今日の正統精神医学の基礎を築いた人たちによって、すでに比較精神医学的研究は始められていたわけである。

しかしこれらの研究は、生物学的視点からの精神疾患の概念を否定するものではなく、たんに知見を補足するにとどまっていたといえる。さらに少なくともクレペリンにおいては、当時の多くのヨーロッパの精神医学者や人類学者とおなじく、進化論やこれに基づく退行ないし変質（Degeneration）の概念を信じ、またおそらくは白人こそ、人類のあいだで最も進化した人種である、とさえ信じていたらしいのである。この点についての論議は、詳しい文献学的考察を加えた上で他日改めて論じたいと思うが、ともかくここでわたしたちは、二十世紀初頭までの比較精神医学の基本的考え方として、「人類の文化の頂点としての白人ないしヨーロッパ文化と、より未開な民族ないし文化とのあいだに出現してきた精神疾患の比較」といった見解の在ったことを否定できないように思う。（ついでながら二十世紀にはいってからのフランスの精神医学や心理学においても、たとえばブロンデル、デュルケム、ピアジェ、ジャネを想起するだけでも足りるが、未開人の心理や児童の心理と白人精神疾患者の心理との比較が研究されてきており、ここでもわたしたちは、白人優位の考えを前提とした進化論思想を読みとることができるように思う。）

さて、つぎにわたしたちは、このようなヨーロッパの正統精神医学の内部での比較精神医学的研究ないし民族精神医学的研究とはかなり異質の社会学的視点からの新しい精神医学的研究の潮流を、だいたい一九二〇年以降のアングロ・サクソンの精神医学と文化人類学との協同研究による文化精神医学に見出すことができるように思う。そしてわたしは、この新しい文化精神医学の特色として、つぎの二つの傾向をあげることができると思う。

その一つは、これがフロイトの精神分析とアドルフ・マイヤーの力動的精神医学の影響のつよい新しいアメリカ精神医学から出発している、ということである。のみならず、この文化精神医学は、サリバンの「精神医学は対人関係の学問である」の定義のなかに端的に示されているように、多分に生物学主義否定の上に立つ社会学的精神医学の傾向がつよい。すなわち精神障害は、社会的、人間関係的状況への適応失敗の現われであり、このような適応失敗のパターンは、この病者が生活史のなかで体験してきた人間関係によって規定されており、したがって精神障害の究明や、ひいてはこれの治療もまた、このような現実の社会的、人間関係的状況、およびこれを規定している病者の生活史を無視しては考えられない、といった見解が、この文化精神医学の基調になっているといっていい。

つぎに、第二の文化精神医学の特色として、さきの比較精神医学に内在する進化論思想、ひいては白人優位思想に対応する反進化論思想、ないし機能主義的方法を強調したい。そしてこのことは、文化精神医学における文化の意味内容からも窺えそうなのである。すなわちここで文化とは、思想や芸術や科学や神学ではなく、ましてやヨーロッパ文化がその頂点であるような性質のものでもなく、むしろ食事の作り方、食べ方、トイレットの仕方やしつけ方、授乳や離乳の仕方、性や婚姻や死者の埋葬の習慣などについての興味から、カルチャーの研究は始まるのである。こうした文化の概念のちがいが、そのまま進化論思想と反進化論思想の対立とさえいいうることは、つぎのマリノフスキーの一句を読んだだけでも了解できよう。

「ヨーロッパ人の一切の実際的な研究方法は、未開人には真の宗教、本物の法、正確な知識を与えねばならぬとの、すなわち要するに、かれら自身の生活方法を破壊し、かれらの恩恵者のそれを踏襲するようにかれらを訓練することによって、人間なみになさねばならぬ、との確信に満たされていたのである。そして文明のこれらの恩恵が、はなはだしばしば奴隷の形態、経済的搾取、政治的圧迫ならびに道徳的窒息を生ぜしめたことは、初期の恩恵者には認識されていなかった。かれらは、地球の大部分にわたって人間生活を根こそぎにし、その他をして慈善に依存する地位に貶すことに成功したのである。同時にまた植民地においては、未開部族が追い散らされ、奴隷船に誘拐され、端的には駆りたてられ、そして新世界に移送されていたのに、一方本国では、哲学者や人道論者が、自然的状態のもとに生活する人間の汚濁せられぬ性質について、牧歌的な筆を弄していたのである」(一九二六年)[2]

わたしは、進化論思想や白人文化優越論を基礎においた人類学へのマリノフスキーの批判精神を、文化精神医学を考えるさいにも重要視したいと思う。それは、精神障害をも含めた人間事象をみる社会学的視点が、さきの比較精神医学とアングロ・サクソン的文化精神医学とでは、まったくちがうと考えるからである。と同時に、こうした文化精神医学の精神は、つぎに考察する今日的社会学的視点に対しても、決定的な役割を果たしているからである。

3　社会学的視点からの今日的課題

社会学的視点からの今日の精神医学の課題はなにか、という問いを発してみるとき、わたしはみずから、その問いに答えられないほどのぼう大かつあいまいな内容に困惑せざるを得ない。しかもそうした事態は、ごく最近、ほんの十年ないし十数年来のことのように思われてくる。すなわちこれからごく簡単に展望しようと思う社会的視点からの今日的課題は、一九六〇年のころの大部分の精神医学者たちにとっては、ほとんど問題にならないような事柄であったように思う。それがなにゆえ今日、切迫した緊急の課題になっているのか、またなにゆえこれらの課題がこのように錯綜しているのか、を考える前に、まず事態を概覧してみよう。

超文化精神医学(transcultural psychiatry)という術語は、一九六〇年にウィットコーワーが"Transcultural Psychiatric Research"という雑誌の発刊を企てたときに始まる。ここで超文化精神医学という訳語について一言すると、わたし自身、この訳語が適当であるとは思わないし、かえって比較文化精神医学という一般に用いられている訳語の方がわかりやすいとも考えているのであるが、なおここでは超文化という訳語を用いることにする。それは、transcultural psychiatry という新しい用語をウィットコーワーたちが用いようとした意図のなかには、「自分の文化に絶対的拠り所を求め、これに依拠して他の文化圏の人間事象をみようとする態度を捨てて、ましてやヨーロッパ文化ないし白人文化の優位を暗々裡にという情熱」が存する、と思うからである。すなわち新しい超文化精神医学的研究は、さきに紹介したマリノフスキーの精神によって貫かれているはずである。

さて、つぎにコミュニティ精神医学という用語は、今日いい古された言葉にみえるが、やっと十年前、正確には一九六四年に初めて用いられた言葉なのである。[3] コミュニティ精神医学について、ここで詳しく述べることはできないが、一言でいうと、つぎのロバーツの著書『コミュニティ精神医学』（一九六六年）の序論のなかの一句に尽きるのではないかと思う。すなわち「戦後、精神障害の治療面で新しい傾向が起こってきた。その前提としては、精神障害者をヒューマニティを保持した人間として受け入れ、かれらが出てきたその社会の成員として取り扱うべきであるという考えがあった」[3]。

クラークを中心とする最近のフルボーン病院の治療的コミュニティの考え方、すなわち精神医学的治療や入退院に至るまで、患者中心のミーティングであるいは患者自身の意志によって決定されるとか、精神医学用語が用いられず、ましてや診断名が下されたりしないとか、医師や看護者や心理学者と患者とのミーティングで、患者に法的責任をもつ最高位の医師でさえ、「平等」の精神で貫かれた病棟のコミュニティの集まりでは、平等の一票の決定権しかもたず、患者がある治療（たとえば電気ショック療法）を拒否すれば、医師がぜひ必要な治療だと考えても、それの実施は不可能であるとか[4]――こういった一連の考え方の底流には、さきのロバーツの精神と同質のものが流れているように思われる。なおここで加藤正明が「クラークが考えているようなことは、イングランド的ではなく、むしろスコットランド的、あるいはイングランド以外のところで育ったものである」という意味のことを述べているのも、きわめて示唆にとむ。[4] というのは、たとえば相場均がイデオロギーを抜きにした、ごく常識的ともいえる社会心理学的立場から「治療共同体は、高度に進んだ資本主義の亀裂の間に出来たものである」と言っているように、資本主義体制の仕組みそのものからは出来てこないものだろうからである。ただ、「この治療共同体は、現在の体制が存するかぎり存在しえないものなのだ」と考えるか、「こうした治療共同体を許容し、むしろこれの存在を促進していくような事態に進まないかぎり、現代の資本主義や今日の日本の医療制度は崩壊してしまうだろう」と考えるかは、それこそ個人のイデオロギーを抜きにしては解答できない問題であろう。ともかくコミュニティ精神医学はこれからも、このような困難な政治的ないしは社会思想的問題を内蔵しながら、現実の医療制度や精神医学的疾病概念について疑惑していかなければならないはずである。

さてここで、このさいごの点に関連して、最近とりわけ問題になっている反精神医学運動について一言したい。わたしたちは、反精神医学運動というと、直ちにレインを連想するが、この言葉は、最初クーパーによって述べられたものである。それが一九六七年であることも、メモしておこう。さて最近（一九七三年七月）レインは、反精神医学という用語の意味内容を、かれ自身の信念とは別に、客観的立場からつぎのように定義している。

「反精神医学運動は、広範にわたるもくろみである。すなわち精神病院の壁を打ち倒す。患者を獰猛にも隔離してしまう行き方に対抗して闘う。不可能といわれてきた精神分裂病者との対話を始める。精神分裂病患者に錯乱の道を勝手に行くところまで行かせて、そのために破滅する危険を冒してでも、そこから快癒して戻ってくるようにさせる。抑圧的かつ一時的な解決策（鎮静剤、ショック療法、その他）を拒否する。さらに自分たちに見覚えのない道とか、自分たちが容認していない道とかを選ぶ者のことを、社会は「気違い」と呼んでいるのだ、ということをも世人に理解させる、などである(5)」と。

このレインのことばを一読しただけでも、反精神医学運動は、以上に述べてきた最近の社会学的視点を、ある意味で最もラディカルに徹底した立場ともいえよう。すなわちここでは、従来「精神障害者」といわれてきた人たち、とりわけ「精神分裂病（統合失調症）」と診断された人たちは、そのまま「病者」とか「気違い」と見なされず、この人たちを「気違い」として取り扱う周囲の人たちとの関係において、もういちど見直そうとしているからである。そしてこの点で、レインやクーパーの思想とフーコーの思想とはきわめて近いように見える。すなわちフーコーは、しばしば紹介されてきたように、精神病院における医療の開始に百年以上もさき立って、狂人たちの隔離政策が始められていたこと、そしてこの隔離政策が産業革命と同時的であったことを、克明に追求していき、ピネル以来の現代精神医学における精神病者の概念のなかにひそんでいる「疎外された者、すなわち狂人」（aliéné）という先入見をあばこうとしたのであった。

以上、ここ十年か、たかだか十数年のあいだに、二十世紀にはいってからの正統精神医学の伝統的立場からは到底発想不可能な社会学的視点が強調されるようになってきた事情、およびこういう視点からの精神医学的実践活動の具体的様相を垣間見る目的で、コミュニティ精神医学や超文化精神医学からの精神医学の今日的状況を一べつした。では、このようなラディカルな新しい精神医学の立場、極端な場合、反精神医学運動とさえ呼ばれる立場と、従来の正統精神医学、とりわけ生物学的方法に依拠してきた伝統的な精神医学の立場とは、どのような関係にあるのであろうか。両者のあいだに、絶対的な対立を超えた和解、ないしはある種の調和を望みうるのであろうか。もしそうであれば、それはどのような精神医学の方向において可能なのであるか。この問題こそ、今回の討論集会を必要としたほど困難でしかも緊急の課題であるが、討論にさき立って、つぎにわたしの立場からの見解を一言のべておきたいと思う。

4 臨床精神医学への復帰

一般に医学は、哲学や科学のように真理自体を探求することを究極目的とするものではなく、病者に治療的にかかわっていく実践の根拠であるはずである。それゆえ精神医学もまた当然、本来的に臨床精神医学であるべきであり、生物学的研究、精神病理学的研究、社会学的研究などは、臨床精神医学体系のなかで秩序づけられ、それぞれ治療的実践に参加しなければならないわけである。しかもこのごく当然の事柄を、ここに改めてとりあげ、いままでのわたしたち精神医学者の反省の契機にしなければならないのは、なにゆえであろうか。このことの考察こそ、わたしにとっては、今回の討議の主題であるように思われる。

ここでわたしは直ちに、バーネットのおどろくべき告白、すなわち「内因性疾患に対する治療が生物学的基礎的研究の進歩によって、将来に解決されるという見込みは、きわめて薄い。また現在おこなわれている医学的研究で、直接間接に疾病の予防ないし治療に役立つものは、ほとんど皆無である」という意味の言葉を想起するが、このことについては、土居健郎が詳しく論じているので[6]、ここにくり返すことはしない。しかしわたしは、このバーネットの言葉は、とりわけ精神医学の領域できわだって当てはまるように思えるのである。

では、この事実は、自然科学的研究の無力ないし行きづまりを意味しているのであろうか。わたしはそうは思わない。自然科学的方法に基づく諸研究は、生物学的研究も含めて、諸研究に内在している自律的原理のゆえに、むしろ驚くべき加速度を加えて進歩しつづけているかに見える。そして問題は、研究成果が豊かか乏しいかではなくて、むしろ研究成果がどれだけ人類の幸福に還元されうるのか（ここ二十年の物理学者たちのペシミスティックなまでの反省を、ここで想起したい）、医学の次元でいうと、どれだけ臨床的状況に適合し、治療に参加しうるのか、という一点にかかっているように思われるのである。いまかりに統合失調症に問題を限っていうと、わたしは、統合失調症者についての大脳生理学的、生化学的、内分泌学的、精神薬理学的、脳波学的、遺伝生物学的諸研究そのものの成果をいささかも否定しようとは思わない。しかしわたしは臨床精神医学者として、たとえば新しい薬物の生産やその薬物の作用にだけ目をうばわれることなく、その薬物の臨床効果、さらには薬物を投与するという行為の及ぼす治療的役割などをも考えなければならないと思うのである。別の例をとると、統合失調症様症状が豊富にみられ、精神病理学的研究の対象にもなった一病者が、急死ののちに脳腫瘍を有していたことが判明した場合、この一例報告に対しては十分に敬意を表するが、ほかの何千、何万の統合失調症者がいままで、いわゆる過程学説のために、「了解不可能、感情移入不可能、現象学的還元不可能、それゆえ器質的・大脳病理的疾患」（グルーレ）というレッテルを貼られ、精神療法的接近をはばまれ、重篤な内因性精神病としてややもすれば自然科学主義的研究の対象にされ、臨床的接近をはばまれてきたという事実を省みたい、と考えるのである。[7]

ここで本格的な統合失調症論を抜きにしては、議論は進んでいかないのであるが、しかしいまは本論からはずれるゆえ不可能である。だが一言ぜひ補足したい。それは、前節で概覧したように、従来の統合失調症観からは発想することさえ不可能なほどのラディカルな考え方が、社会学的視点から出ているが、こうした主張の背後には、自然科学的方法そのものに内在しているかに見える従来の統合失調症観への不信、疑惑が存しているのだ、ということである。しかもこの不信の念の根は意外にも深刻で、一言にしていえば、「人間事象に自然科学的方法が、どこまでどのように適合しうるのか」という根本問題をも含蓄しているのである。それゆえこんど社会精神医学の側からいえば、今日の精神医学界で社会学的視点が強調されるとしたら、そのゆえんは、これが臨床精神医学への復帰の契機となりうるからであり、またそのかぎりにおいて強調されるべきはずである。すなわちわたしは、もし社会学的視点に立つ精神医学者が、自然科学主義的精神医学を否定するあまり、病者個人の病いそのものをも否定し、病いの理由のすべてを家族や社会の側に求めようとするならば、それは、みずから否定したはずの社会学主義ないし汎社会学説におちいっていることにほかならないと思うのである。くりかえしていうと、ここで素描した社会学的視点の重要性は、「病者の側に立った真の臨床精神医学への復帰の契機をはらんでいる」という一点にかかっていなければならないのである。

このように考えてくると、この討論集会のテーマや、主張や研究の諸立場は、臨床精神医学的治療状況のなかで、その意味や価値や限界をたえずあらたに問うていかなければならないということになる。そしてわたし個人は、このような問いの正しい出し方こそ、正統的な現象学的方法であると考えている次第である。(8)

文献

（1）Kraepelin, E., Vergleichende Psychiatrie. *Centralbl. f. Nervenheilk. Psychiatr.* 27. 1904, 433-437; 468-469.
（2）Malinowski, B., *Crime and Custom in Savage Society*, 1926.（青山道夫訳『未開社会における犯罪と慣習』新泉社、一九五六年）
（3）寺島正吾「コミュニティ精神医学」社会精神医学、医学書院、一九七〇年。

(4) 相場均「私がフルボーン病院で体験した治療共同体」精神医学、一五巻、一〇号、一一〇九頁〜、一九七三年。
(5) レイン「気がちがっているのはだれか」みすず、一六八号、三一頁〜、一九七三年。
(6) 土居健郎「保健学と臨床医学」東京医学、八一巻、五号、一九七四年。
(7) 荻野恒一「精神医学における現象学的方法」精神医学、一六巻、四号、一九七四年。
(8) 荻野恒一『現象学的精神病理学』医学書院、一九七三年。

† 討論

加藤　私の話が出たんですが、スコットランド的といったのは、実はクラーク自身が、言った言葉なんです。彼がどうして therapeutic community の発想を持ったか、治療社会の考えがおこったのは、スコッチだからだというのです。

土居　何であるっていうのですか?

加藤　スコッチだからだというのです。またクラーク自身、エディンバラ大学出身のスコッチで、モーズレー研究所に入れてもらったものの、ロンドン大学の正統派とは異質なものをもってる。彼の前に、ベルやマックミランがいた。しかしベルもマックミランも結局地方勢力の範囲で終わってしまった。クラークはモーズレー学派に入れてもらったけれども、いつも自分ははずされているという感じを持ち続けていたと、僕に言ったんで。

荻野　あっそうですか。

加藤　なるほどと思ったんですよ。それからジョーンズがイギリスの看護師を雇わないで、北欧の看護師を雇った。北欧の看護師を雇うことによって、therapeutic community を作ったわけで、イギリスの病院のハイラルキーの中で、何とかそれを突破するには、そういうやり方をしなくてはできなかった。だからビエラなんかも、やっぱりマイノリティーの一人であり、ジョーンズもビエラも少数派だという点で共通している。それがモーズレー学派の連中からある程度受け入れられるようになったのは、クラークたちが間に入ったからで、その前は取り入れられなかったんですね。ビエラなんかは、全然相手にされなかった。だからそれをクラークが言ったわけです。

荻野　じゃあ、私の引用のしかたは、非常に良かったわけで……。

加藤　ええ。

荻野　良かったというか、あってたわけですね。どうもありがとうございました……。

土居　今の話に関係して、超文化精神医学というのは、日本語としてちょっとおかしいけれども、意味は確かに文化を超える精神医学なんですね。だからその文化的な枠というものを、いわば、枠の中で考えないで、枠を超えて考える、という……。

臺　もっといい翻訳ないですかね。transaction なんて言葉もなんて訳すんでしょう。

土居　transaction というのは、もともと、商取引きという意味の言葉ですよ。

臺　interaction とは違った意味に使うでしょう。

荻野　こういう感じなんじゃないんですか。一〇〇ボルト、一〇〇〇ボルト、一〇〇〇ボルト、一〇〇ボルトの変圧器ですね、あれ trans ですね。ですから、今のあれでも、その、ドルを円に換えたりですね、円をドルに換えたり、それが transaction じゃないですか。

加藤　私が、ウィトコーワーの学会の講演で聴いたのはですね、むしろ cultural psychiatry を超えようと、

culture を超えるんじゃなくて、cultural psychiatry を超え、social psychiatry を超えようというのが、transcultural psychiatry だというんです。その両方を超えたところに、何かがある。――何があるかわからんけど――今までの social psychiatry や cultural psychiatry の二つを超えたところに transcultural psychiatry の目標がある。そういうふうに僕は聴きましたけど。

荻野　私も、そう理解しました。今までの psychiatry というのは自分と無関係な psychiatry じゃなしに、自分の文化のなかで、自分がその文化の上に依拠した psychiatry、今までのですね、それ、だけど自分の psychiatry じゃないんですか、それは。それを超えるという意味もあるんじゃないですか。

加藤　それは、一九五八年の、psychotherapy の国際学会で聞いた講演です。しかし、今おっしゃるような意味も、根底にはあるのかもしれないけれど。

土居　精神医学の中に暗黙のうちに入ってきてる文化的な枠組みというものを乗り越えるというのが、やはり一番根本の狙いじゃないですか。

荻野　そう、そういう意味を含めてだろうと思って、僕は今まで自分の仕事も「transcultural psychiatry な仕事をしているのだ」と考えてきました。

加藤　transsocial psychiatry というのもあると思うけれど……。

荻野　あるんですか、そういう言葉が。

加藤　いやあ、あってもいいんじゃないですか。

荻野　transbiological psychiatry もですか（一同笑い）

土居　このワークショップは、まさにお互いに trans しようとしているんだけれど……。

井上　あの、ところどころに進化論の話がでていますが、十九世紀から二十世紀初頭にかけて、特にヨーロッパで人類学を中心として、白人優位の思想があったということには僕は同感なんです。その源をたどれば、ダーウィンの進化論の影響があったろうと想像することも、ある程度同感できるんですけれども ね、六三ページに、白人優位の考えを前提とした進化論思想を読みとることができるように思われる、というふうに書いてある。それから六六ページに同じような文章があります。この文章の読み方が悪いのかもしれませんが、「白人優位の考えを、前提とした進化論思想」という文章を読みますとね、進化論の中に白人優位の考えを前提としたものとしないものと二つあるというふうには読めないんですがね。

荻野　いいえ、私、ここで先生の御指摘の「進化論思想」という言葉の思想にだけ点が打ってあるのは、そういう誤解を避けるためなんです。つまり私は、進化論そのものを論じているのではなくて、進化論思想を論じたつもりです。

井上　点が打ってあるんですか。

荻野　ええ、思想の横にちょんちょんとですね、強調するための点。六三ページにも、六六ページにも。つまり私は、進化論そのものを問題にしているのではなくて、進化論というもの自身はつまり一つのヒポテーゼだから、それ自身をうんぬんすることはないわけですが、それが、一つの思想になった場合には、そういった仕方を問題にしようとするわけです。これは自然科学でもそうで、私は自然科学的研究そのものを、いささかも損うような書き方をどこにもしていないのであって、その自然科学主義的な考え方、思想を論じているのですが、進化論思想についても、これは同じわけです。

臺　精神医学において、あるいはそれに限らず、進化論思想のポジティブな、あるいは生産的な側面というものは、認められますか、それとも認めませんか。

荻野　私は、ある時期に、たとえば連想心理学だとか要素心理学を乗り越える意味で、あるいは症状の背後にすぐその器質的な障害を予想するという考え方、たとえば幻覚だとか妄想だとか、一つ一つの症状の背後に、ある基礎的な障害を予想するというような考え方があった時代には、regression という考え方や、もっと全体的に統一的に症状というものをまとめていこう、というような考え方、つまり一言でいって進化論の論理は確かに価値があったと思うんですけど、現在むしろ、認めないと言いませんけど、損っている面の方を、あるいは今日まで損ってきた面を、強調したいんです。つまり今日の精神医学は、進化論思想を乗り越えるべきだと思うのです。

井上　何を乗り越えるんですか。

荻野　進化論思想の上にたった精神医学を。

井上　思想を乗り越えるんだっけ……進化論を乗り越えるわけじゃないんですね。

荻野　そうではありません。具体的に言えば、ジャネだとか、エーだとか、ああいった精神病理を考えているわけなんですけど。あるいはフロイトの中にもある一つの regression という考え方をですね。

土居　たしかに regression という考え方自体は進化論的な発想から出ている。そしてそれ自体、どうもあまり望ましくないと、こう言うんですか？

荻野　そうです。

土居　もう少しそこを説明してくださらない。あなたの考えを。

荻野　あの、たとえば私自身、ある時期を思い出す時に、統合失調症の妄想とか幻覚という症状、これを、正常者、われわれ正常者、つまり普通人の思考形態とか、生活といいますか、そういうのよりも一つ regress した、何かが不足したために、ここに至った、たとえばジャネの言葉で言えば、反省という機能が失われたために確言的信念に落ちこんだのだ、というふうな考え方に対して（そういうふうな考え方をします時に、たとえば、統合失調症的世界というのは、われわれの精神生活に比べてなにか一つ足りないものがあるからあそこまでおっこちた、ということになるんですけど）、むしろ私は、「そうじゃなくして、この統合失調症的世界の中にも、統合失調症の時にも、あるいは夢を見ている時にも共通な、覚醒している時にも、あるいは正常な時にも、共通のある意味方向というものがそこで物語られている、それをつかんでゆくことが大事だ」と考えたいわけです。何故大事かと言えば、「それをつかんでゆくことが、一番本格的な精神療法の契機になるから」と考えるのです。そういう意味で、ビンスワンガーやボスの立場の方を、より評価したい。そういうふうなことを僕は書いたつもりです。

土居　regression という概念そのものを、否定しているわけじゃないんでしょう。

荻野　そういう概念のために、とくにこの概念が思想とか主義になると特に、自分たちと違った、自分たちより低いというんですかね、低級だといった見方が、いつのまにか私たちの思考様式の中にはいり込んでるのじゃなかろうかという反省が必要だと考えるわけです。さきの加藤先生のあれで言えば、スコットランドに生まれたから、スコッチだからこそものが見えてくる、ということがあるわけですね。その時にイングリッシュの立場にいる限りものが見えないでいる。どちらの立場に立ったら自分は統合失調症の本当のものが見えてくるか、ということをいつも反省する必要がある。その反省をはばむものの一つとして進化論思想があるんじゃないかと思ったわけです。

土居　ですけどね、それはわかるんだけれど、しかしまた、そこにあんまり囚われてもいけないような気がするんだけど。regression と名づけていいような事実はあるんだし、問題は、要するに、そこに価値判断をからますことがいけないわけでしょう。一歩後退二歩前進でいいわけだし、場合によっては三十六計逃げるに如かずで、regression するのが一番いいという場合だってあるし、regression in the service of the ego という考え方も出てくるわけだし。regression という概念までも否定してしまう必要があるかな。

井上　同じことかもしれませんが、普通人マイナスという考え、普通人から余分なものがマイナスされるということはないんですか。つまりそれは、価値判断なんですが。一応マイナスでさしつかえないとは考えられませんか。そしてそれを徹底させてゆけば、おそらく荻野さんのあまりお好きでないフィロジネーシスの問題につきあたっていくと思うんですが。

荻野　あの、ここでは、進化論思想に、反進化論思想的な立場・反進化論思想を対立させたのです。反進化論思想という言葉は、マリノフスキーたちが言っている言葉で、つまり functionalism ですね。（これ、機能主義と普通は訳しているのですが、それでいいのかどうか。函数といった概念が function にはあると思うんですが、それはともかくとして、）それをここで考えているわけです。ここでは、先生がおっしゃった余計なもののマイナスと、そこには、ある原始的なものへの郷愁のようなものですね。そういう意味は多少含まれていると考えてもいいんですか。

井上　私はその意味で申し上げたんじゃないんです。そうじゃなくて、構造、発達、から考えているんです。ジャクソン流の考えといえば一番わかりやすいと思うんです。

荻野　ああ、そうですか。

加藤　あの、具体的なことをちょっと伺いたいんですけど、たとえばラターやイムみたいな、primitive reaction ですね。それが、都会では見られないかどうか。

井上　なんですか、都会では。

加藤　進化論的に考えるとですね、そういう反応をprimitiveなものと決めて選んでしまうのではないか。そういう事自体がすでに問題なわけですね。

荻野　そうですね。

井上　私は、クレッチマーかなんかが言ってるように、いわゆる、いわゆるですよ、文化が進んだところでもprimitive reactionがしばしば見られると思うんですね。実際、私が観察したものもあるし。

荻野　僕はまず、そういう時に、アモック、ラターがあるのか、あるいはわれわれに対する反応なのか、ということ、つまりわれわれのになっている文化に対応する反応なのか、ということを考えなくてはいけないと思うんですけどもね。

土居　その区別を、もう少し説明してくださいよ。われわれに対する反応か、われわれの文化に対する反応か、の区別はどういうことですか。

荻野　いや、それははっきり区別できないんです。われわれが無自覚に過ぎない、われわれがもっている文化というものを持ち込みますから。

土居　何に持ち込むというのですか。

荻野　ニューギニアの原住民なら、原住民を観察する時に。原住民に対して。

土居　それから、今、井上さんが言われたことですが、いわゆる文化的に進歩した民族の間にも、非常にプリミティブな反応が見られるということについては?

荻野　ああ、ソ連だったらですね、そういう、普通ないような反応が、そこで起こされた、その状況そのものから、考えたいわけですね。

井上　その通りですよ。

荻野　で、おそらく、実際僕は大都市で見たことがないのですがね、もしあったとしたら、これはヒポテーゼですけど、たぶん、大袈裟に言えば、王様と奴隷といいますか、そういう関係がそこにあったんじゃないでしょうかね。先生が観察された時に。

井上　あの、つまらない話ですけれど、私の見た話をしましょう。……私は小さい家に住んでいて、非常に風の強い夜中に、ガスの元栓が抜けまして、女中さんが中毒を起こして、それで、私はすぐ近くの百メートルばかりのところの駐在所に走っていってお巡りさんの助けを求めたのです。そうしたら、三〇くらいのお巡りさんと二〇くらいの若いお巡りさんとふたり……。

荻野　それは昭和いつ頃の？

井上　ええと、昭和二四年ですね。東京の真ん中です。それでもその年寄りのお巡りさんはすぐ窓を開けたりしました。理性的といっていいでしょうかね。若い方のお巡りさんは、私の家の玄関の前の狭い所で回転運動をおこしました。クレッチマーが記載している、その通りです。しばらくしてそれをふっとやめて、目的的行動をはじめました。それが一つです。クレッチマーの言うヒステリー、それを都会で見たのは初めてですが。大ざっぱに言えば同じような culture で、これに似たようなことを他に二回見たことがあります。王様と奴隷ではなかったと思う。まさか私が王様で、お巡りさんが奴隷ではなかったと思うが。

荻野　ちょっとすみません。今、先生が王様じゃなかったかもしれないけど、あの、お巡りさんを雇っている機構ですね、それと雇われている自分との関係じゃないでしょうかね。

井上　私は、むしろ常識的に考えて、動転したんだろうと思うんですがね。自分がそこで月給もらえなかったらどうしようかというようなことではなかったと思うんです。

土居　どうして今の問題にそういう社会的条件を持ち込まないとそれが説明できないんですか。

荻野　いや、僕はcultural psychiatryというものの根底にある思想というところで考えているものだから、そればかり考えるわけですけどね。ちょっと無理ですね。

臺　ちょっと話題を疾患や病気や、もっと広くして健康概念に戻しまして、統合失調症者は、それなりに健康というんですか。あるいは、その健康をほかの形の健康に移そうとする医療的な意味はあると思われるのですか。あるいはその方向はどういうところにあると思うのですか。

荻野　あの、第一を肯定した上でですか。第二の答えは。

臺　第一を肯定しますか。

荻野　そうですね。

土居　荻野さんは肯定しておられるの。統合失調症患者をそれなりに健康であるということを肯定しておられるんですか。

荻野　いや、ここでは肯定してませんけどね。

臺　でも、あなたのお話の文脈から言ったら、そういうことになると僕は思うんですけど。

藤縄　健康という概念が入ってこないんじゃないですか。健康とか疾病とかいった概念を超えて把握されているのですね。

荻野　そうですね。というよりもね、健康とか適応とかという概念そのものを、統合失調症者におしつけることは、おそらく統合失調症者に対する好ましい接近方法ではないだろうと思います。

臺　だから荻野さんは、おしつけるという意味には健康概念をもっておられるわけですね。

荻野　ええ、そうです。

臺　では、統合失調症者をその健康概念でもって考える時に、統合失調症者はそれなりに健康であると。

荻野　いや、そうは考えてませんね。

臺　そうすると不健康だと。

藤縄　とにかく、「臨床医学に復帰しろ」と、おっしゃっているのですが、臨床医学の対象として考えられる状態を、今までの健康、不健康、あるいは疾病といった概念とは別の、何か、片寄りの状態を表現する新しい概念が必要になるでしょう。医学の対象としているのは何であるかという……新しい言葉が必要となってくるのではないでしょう。

臺　私は言葉と一緒にですね、そこをお示しいただきたいと思うんです。荻野さんのもたれる理念や意図は乗り越えて、あなたは何処に行くんだろう。乗り越えようとしてらっしゃることはわかる。それから、乗り越えたところに何かあるというふうに、さっきウィトコーワーが言ったそうだけれど、いったいどこに乗り越えたら何があるかをお示しいただきたい。

土居　乗り越えても何もなかったとしたら。

荻野　いや、僕は、乗り越える方法というのは、あれです、少なくとも精神医学の内部では、今まで言われてきた、あるいは自分が不完全にやってきた、まあ人間学的とか、現象学的とか言われる、その精神医学ですね。それに、もう一度立ち戻ることを考えたいのです。

臺　そこは、いいんですよ。荻野さんの現象学的精神病理学の本を読んで、そこのところはわかるんですが。これは精神科医が患者に接する時の第一の構えであり、姿勢であって、そしてそれをもつことによって、荻野さんが何を求めようとしていらっしゃるのか。それはどういう方向なのか。ということが、あの本からは私にはわからないものですから。

荻野　個人の精神医学の実践では、その人の人生観とか価値観が、どうしても介在しますね。しかしそれを方向として打ち出すということは、非常に慎重でなくてはいけないですね。その限りで、今の先生の問いの出し方は、僕の隠された個人的な面を聞かれているような気もするんですけど。それは間違いですか。まさにそうですか。

臺　まさにそうです。

土居　それは、さっき藤縄さんが言われた新しい言葉、新しい言葉を求めていると言うんだろうけれど、しかし、新しい言葉なのか、古い言葉なのか、新しい歌なのか、古い歌なのか、と私は問いたい。

荻野　ある意味で僕は古い歌だと思います。私にとっては。

臺　わからない（笑）

土居　ちょっと、臺先生にわかるように説明していただきたい。

荻野　何かね、人間、長い間人類が一番大切にしてきたものがね、それが今日、完全な技術主義によって一つ一つむしばまれてると思うんですね。土居さんの言葉で言うが、秘密がなくなりつつある。たとえば友情だとか夫婦生活だとか、いわば都会の祭典、祭祀とかですね、そういうものまでが技術によって支配されつつある。そういう中で一番の犠牲者、一番とは言わないけど統合失調症者もその犠牲のひとりじゃなかろうかと思うわけです。そしてはっきりはしてませんけど広い意味の epidemialogical な仕事を見てても、いつもそういうことを感じるんです。たとえば Murphy なんていう人は、そういう問題意識をはっきり持った人です。そういうふうな現代文明観というものが、私の根底にはあるわけですね。ですから、そこからの trans ということが新しい方向と言われれば、新しい方向ですね。しかし、それは古いものの打破かと言われれば、古い歌の想起でもあるわけです。

内沼　私は治療的共同体《コミュニティ》ってあんまり知らないし、またあんまり興味もないんですが、先生は平等の精神で貫かれている共同体《コミュニティ》うんぬんと書いておられますけど、そういうものが先生にとっては非常に古い歌になるわけなんですか。

荻野　それは、そのまま古い歌じゃないんですけど、古い歌への志向、そういうものもいろんな場所で、文学とか、いろんなところで見られますね。で、こういうものの中にも、そういうものを見たいと思ったんです。そういうふうに理解したいと思うんです。たとえば過激派に属する精神科医が集まったとき、あれには危険思想が背後にあるとかですね、そういう見方をしたくないわけなんです。ですけど、これを私自身やりたいと言ってるんじゃないんです。

内沼　私はこういう言葉を聞いただけで、げんなりしちゃうんですよ（笑）

荻野　げんなりする人が多いかも……。

内沼　何故げんなりすると言うんでしょうかね。ともかく感覚的にげんなりしちゃうんです（笑）

土居　治療的共同体の問題はね、クラークさんがきた時に僕は質問したんだ。それはイギリスのような階級社会であるからこそ、これが治療的に働くんではないかと。イギリスの社会と違うものを持ってきたから、だからそれこそ新しい歌で、そして治療的に意味を持つんだと。日本のように、もともと階級があまりはっきりしなくて、皆寄って、集団的な意識の強い社会では、こういうやり方はだめであろうと。

臺　実際にね、私、クラークさんの所に行って見てますとね、そんな新しい感じはちょっともしないんですよ。

土居　そうでしょう。

臺　たとえばね、クラークさんというのは、江副さんを背を高くしたような感じですからね、ある意味で言ったら。松沢病院で昔やっていたこととちょっとも変わらないんですね。それでね、何が新しいんだか。ただそれが community psychiatry, therapeutic community というアイデアを持って、意図的にやられている点が違うんですかね。

土居　要するに古い歌ですね。

加藤　でもね、古いものが新しくなったりするわけでしょう。それは、たとえば今でも田舎に行けば、精神薄弱者もはみ出ないで、ちゃんとやってるわけですね。あるいはニューヨークの都市計画でスラムの cleaning project をやれば老人ははみ出ちゃうわけですね。もとのままにしておいた方が、治療的な community なんだ。だから精神薄弱者や老人痴呆者がはみ出ないのが、理想であり、真のコミュニティなのではないか。それはノスタルジアとしてのコミュニティでしかないのかもしれないけど。だから今のような、古いものか新しいものかわからないのですけども、要するに、古いコミュニティ、あの頃は良かったという意味でのコミュニティの回帰が community psychiatry の、根底にあるような気がするんですよ。精神薄弱者も老人痴呆者もはみ出ない、そういう community があったわけですからね。それを復元しようと思ったって復元できないけれども、それがひとつの理想みたいになってくるわけですね。

内沼　ただ、そういうふうに、精薄がはみ出ない、老人がはみ出ないというような、平等でないからこそはみ出ない、という面があるわけですね。

加藤　それもありますね。

荻野　何でないからですか。

内沼　平等でないからこそはみ出ない。

荻野　ああ、平等でないから。

佐々木　荻野先生の書かれたもの、私いつでも読んで、非常に明快で、何て言うのかな荻野先生のパッションを感じて楽しくなるんですけどね。で、今度のも、命題を受けて真正面から論及されておるんですけれども、臺先生の方から出された精神医学、医療の混乱という命題を、世界的な反精神医学運動の流れの中で受けとめてらっしゃるようですけども、主催者側はどうなんですか、こういう形の「きり方」を期待されていたわけですか。

臺　いいえ、その次元の話ではないんです。僕はただ、さっきの荻野さんに対して申し上げたようなことについて、荻野さんがこれから先いったいどうなさるつもりか、先の方が聞きたいわけなんです。

土居　荻野さんに反精神医学の代表選手としてきていただいたわけじゃないんでしょう。

臺　ええ、もちろん。

荻野　そうじゃないです。そういうふうには書いてないでしょう。反精神医学運動をこのように理解する立場から自分は出発したいという、そのようには読んでいただいたと思うんですけど。いったいそれでその先どう行くか、ということが質問されたわけですね。

臺　そうなんですね。

吉松　そのことと関係してるのですけれど。統合失調症の患者さんを健康人よりも低いものに見ない、このことはよくわかるし、患者に聞きいる態度をもとう、ということもわかるつもりです。ただ、人間的に対等であると、医者と患者の間の治療関係のつながりは、臨床的にいって、どういうふうにお考えになるのですか。まったく対等と考えるのですか。

荻野　そうじゃなしにね、僕はやはり……。

吉松　医者の側の指導性ということがあるわけですね。

荻野　統合失調症者がね、たとえば、まったく、同等な関係というんじゃなしに、むしろ統合失調症者の体験的世界の中に入ってゆくことによってね、統合失調症者が、初めて自分が了解されたという体験を持ちますね。これは、非常に臨床体験的なことでしょう。実際的なことを言っているわけで、たとえば、幻聴だとか、被害妄想をですね、彼が体験しているとおりの言葉で記述してみせるわけですね。その時の、その時に感じた彼、体験した彼の体験というような、それから先、非常にその患者さんを治療していくのにプラスになりますね。いつも、そこから出発するわけですよ。そういうふうな平等ということは、単なる普通の平等の関係とは違いますね。

吉松　今おっしゃった、その、後から治してゆく場合に非常にプラスになるという、後から治すということは……？

荻野　後から治すじゃなくて、そういう体験を、そういう状況をもとに、そういう状況を土台にして、精神療法をすすめていくわけです。精神療法にしろ社会療法にしろ、家族間の調整にしろ……。

吉松　だが、そういう聞きいる態度だけでは治療にはならないわけでしょう。

荻野　ええ、治療になるものは、こちらが、聞き入る態度をとった時に、こんど向こうが聞き入ってもらったという感じを体験した時から始まるわけですね。だから、平等な体験というのは、何もこちらが平等な関係を持つんじゃなしに、向こうにとって、平等な関係が持てたところから始まると思うんです。

吉松　そうすると、その前提なわけですね。先生の現象学的な態度は。

荻野　そうですね。前提でもあるし、そういう事実に敏感であることが続いていかなければ、精神療法はとても成功しません。

吉松　それは、おそらく、前の臺先生たちがおっしゃったお話と関係してくると思うのですが、どこで精神科医としての臨床医が、何と言いますか、責任を持つと言いますか、医師としての役割をしていくかという問題ですね。たとえば、パラメディカルの人でもそういう気持ちで聞き入れれば、同じような状況が起こるかもしれないので、そういう問題を感ずるのですが。

荻野　それは、僕には、精神分析なんかでもそうですけど、しかし、やはり、医師という立場がですね、投薬なんかができるということを含めてですね、それだけの、やっぱり資格のうちになるんじゃないかな、責任が持てるだけの資格を持ってないとやれないんじゃないですか。

内因精神病における疾病概念の今日の混乱について
――心因論の立場からの考察

笠原　嘉

1

昨今の精神医学において疾患概念がゆらいでいるとすれば、それはもっぱら内因性精神病をめぐってであろう。身体的基盤のあきらかな、いわゆる体因性の領域では、大体において混乱はおこっていないといえるし、かたや心因性の領域の諸様態については、それが医学でふつういう疾患の名に値するかいなかの論議は、何も昨今にはじまったものではない。

ところでこの内因性精神病という領域は、そもそも身－心、遺伝－環境、個人－社会などといった、人間にとっての二元的構造のすべてがことのほか顕著にあらわれるところであり、そのため医学全体の中でかねてから問題をはらんだ特異な部分であった。そのことは次のような事実からも容易にうかがい知ることができる。たとえば、多くの医学概論と題する書物はふつう内因性精神病の位置づけに困惑して、これを論じることをさけている。せいぜい神経症あるいは心身症までを語るにすぎない。また、上述の二元論的思考を超えようとこころみる医学的人間学の研究が主として対象としたのがこの内因性精神病という領域であったことも注意されてよい。医学の中で今日までのところほとんど精神医学徒によってのみこころみられてきたこの人間学的研究は、その功罪はともかくとして、疾病の把握のために全体認識的把握をとくに要請する側面を内因性精神病が含んでいるということの一つのあらわれであろう。とにかく、内因性精神病というカテゴリーは混乱を招かざるをえない困難性をそもそも含んでいるのであり、その混乱は、とりわけ統合失調症に関しては、今後もしばらくはつづかざるをえないのではなかろうか。

2

われわれ医師は、内因性精神病になんらかの生物学的基礎が見出されることを、いいかえればここにも医学的疾患モデルが大きな矛盾なしに適用できる側面のあることを、暗黙のうちに期待してきたし、今もそうである。この点については人間学的研究者といえども通常そうであった。たとえば、ビンスワンガー[1]にとっても、統合失調症の原因は「精神的カテゴリーではなく生物学的カテゴリーに属するもの」であった。人間学者ではないが、精神医学を対人関係の学としたサリヴァン[2]でさえ、統合失調症の少なくとも一部を全く生物学的起源のものとして、傍におかねばならなかった。しかし残念ながら臨床遺伝学の知見をのぞくと、体因の発見にむけられた大方の期待は今日なお裏切られたままであり、しかもとくに統合失調症については近い将来に何らかの有名な手掛りが得られるという予想すらもてないというのが現状であろう。このことは臨床にたずさわる精神科医にとってもちろん残念なことであり、筆者のように体因追究とは逆に心因論的環境論的立場からアプローチをこころみるものにとっても、決して喜ばしいことではない。この失望感は、内因性精神病についての考え方の今日の混乱の、少なくとも一つの消極的条件となっているのではなかろうか。

体因追究の不首尾は相対的に心因論環境論の動きを浮かび上がらせる。事実今日の混乱は、もちろんそこには多次元的な要因がからんでいるにしても、成因論的見地からいえば、まぎれもなく心因論環境論の展開によってもたらされたといわざるをえない。今日の混乱はしばしば反精神医学的とよばれるが、元来心因論は少数意見であり、そもそも反精神医学的であった。したがって以下、心因論の流れを追うことによって今日の内因性精神病の、それもとくに統合失調症の疾患概念をめぐる混乱を考察してみたい。

3

内因性精神病の心因論の原型は精神分析からのものである。内因性精神病に関する精神分析的モデルは、要するに、神経症と精神病との間に区分をもうけないこと、したがって純医学的疾患モデルにとってきわめて肝要な診断というレッテル貼りを重視せぬこと、原因が生活史上の心理的問題に求められること、治療は原則として一対一の密室性をもち、しかもその手法は常識心理学的な了解によってではなく象徴解釈という非日常的手法によること、治癒とは医学的モデルに際して求められる原状回復ではなく、成熟という時間的要因の介入による新生であること、などを含んでいる。これらの特性自体いずれもすでに反医学的である。

しかし、精神分析的モデルにおいては、まだ精神病は「個人内部的」であり、かつ個人が罹患し個人が治療されるべき疾患である。その点では体因論的な医学的モデルと軌を一にしている。ところが、精神分析的モデルの一つの発展として出てきた家族研究（ファミリー・スタディ）となると、事情は大きくかわってくる。これは方法論的には実はいくつもの難点をもった研究であるが、従来の医学的モデルに衝撃を与えたという意味では特記しておく価値があるように、筆者には思える。つまり、この研究は、とくに統合失調症について行なわれた家族研究は、次の二つの点で従来の考え方をゆさぶった。一つは、統合失調症とは個人がかかる病気ではなく、「家族全体の病気」が種々の事情から成員の一人の上にあらわれたにすぎぬとすることにより、統合失調症を身体的起源であれ心理的起源であれ個人内部的な、或る種のプロセスとみるこれまでの常識に挑戦した点である。もう一つは、家族を社会のサブシステム（下属体系）とみる社会学的見地の導入によるものであって、家族内で観察され記述された現象がやがては社会というもう一つ上位のシステムへと適用される可能性をすでに示唆していた点である。

事実、今日の反精神医学徒の見解の中には多少ともファミリー・スタディからの影響がみてとれる。たとえば、反精神医学という言葉の生みの親であるイギリスのクーパー(3)などはファミリー・スタディの主張を極限にまで拡大して、次のような意味のことをいっている。統合失調症とは、ある個人が彼以外の人々によって、なんらかの文化的ないし微小文化的（通例は家族的）理由によって、その行動と経験を無効にされるような micro-social crisis situation のことである。この事態において、彼はある仕方で〝精神病者〟として選出され識別され、そして、専門的に規定されてはいるがすこぶる専断的なレッテル貼り操作によって、医学的あるいは偽‐医学的執行人によって〝統合失調症〟という身分に固定されてしまう。狂気とは、いわば一個の人物の〝中〟にあるのではなく、〝患者〟というレッテルを貼られた人物の関与している関連系の中にある。統合失調症という言葉が何らかの意味をもつとすれば、それはある一定の特徴をもって障害されている集団行動の様態のことであって、決して統合失調症というものが存在しているのではない、と。

この延長線上に社会因モデルとでも称すべき主張が出てくるとしても、それは驚くにあたらないであろう。一九六〇年頃からカリフォルニア・バークレーの社会学者ゴフマン(4)の論説につづき、精神科医サス（アメリカ）、レイン（英）、クーパー（英）、マノーニ夫人（フランス）、バザグリア（イタリア）らがよりラジカルな形で主張を展開しはじめた。すべて一九六〇年前半のことである。そして彼らが問題にする狂気とはすべて統合失調症のことであることにも注意されたい。

彼らの主張には勿論若干の力点の相違はあるにしても、共通点が多い。したがってここではこの傾向の代表的論客であるレインの主張からその一部を抜き書きしてみよう。レイン(5)によれば、統合失調症とは、ある状況下で、ある人間が他の人間の上に貼りつけるレッテルのことであり、統合失調症というレッテルが貼られることは一つの社会的事実であり、人間が互いに他者を制御し合い、力によって思いのままにしようとする本性をもった存在であるという意味において、政治的出来事ですらある。今日では社会自体が機能障害におちいっており、疎外の甚だしい状態にあるが、いわゆる統合失調症もまた、そういった多くの疎外の形態の一型式に他ならない。したがって統合失調症の原因をきわめようとすれば、当然個人ではなく社会の方を研究の対象にしなければならない。

これら、いわゆる反精神医学徒のなかで、レインとクーパーとマノーニ(6)の説の特色は、それが同時に精神分析的モデルならびに家族因的モデルによって裏打ちされているところにある。再びレインはいう。「分裂病というレッテルを人々に貼らせることになった人間の経験と行動とは、例外なくその人間が生きうべからざる状況を生きるために発明した、とっておきの戦術」であり、「今までのところ問いと答えは社会的下属体系としての家族にもっぱら向けられてきたが、今やこの問いを問う仕事は更なる理解を求めて動いてゆかねばならない。単に家族内での内的に障害されたコミュニケーション・パターンや二重結合的（ベイトソンらのいう）なやり口や偽相互性（ウィン）や、私が欺瞞とよび、維持しがたい家庭内での位置とよんだところを理解するにとどまらず、社会における市民的秩序という、より大きな文脈の中での、つまり政治的秩序の中での、これらすべての意味をしることへと進まねばならない」。しかし、「こういった問いはようやく問い始められたばかりであり、殆ど何もまだ答えられていない」。マノーニ[6]によれば、レインのこのような考え方は妄想を廃墟からの治癒過程としての「再建」とみたフロイトのかつての所論を極限にまで追求したものだという。この見方への賛否はともかくとして、精神分析的な狂気モデルとの近縁性は否定できないであろう。

先にも述べたように、社会的下属体系としての家族に関する精神病理学的知見は、ここでは今一つ大きな上位の枠組みである社会へと拡大される。そして、たしかに心因論の可能性を極限まで追究するかぎり、その一つの方向として、ここにいう社会因モデル、より正確にシーグラーら[7]にならっていえば、共謀因モデル（conspiratorial model）とでもよびたい発想が生まれることは理解にかたくない。

ただ問題は、このようにファミリーという小サイズの集団の内での暴力的原理をただちに拡大して、本来家族という小集団とは構成の異質な、社会という大集団における、しかもきわめて巨大な暴力的現象へといたるという方法が果たして批判に耐えうるかどうかにある。家族研究という学問の分野を少しでも手がけたことのある者には、それがいかに方法論的に多くの制約をもった困難な方法であるかが理解できるはずである。家族療法という治療手段についても同様である。要するに家族という小サイズの社会的サブシステムにおいてさえ存在する方法論上の困難が、社会という上位体系を対象とするとき一層増大することは当然予想される。

むしろレインらの主張の意義は、統合失調症の発病の機序についてよりも発病後の経過について、新しい視点を提出したところにあると筆者には思える。つまりレインの所説の重点を、統合失調症の慢性化の成因について新しい角度から光をあてたものというふうに読みかえるなら、新しい意義をそこに見出すことができるのではないか。今少し言葉をたせば、統合失調症の精神病理にはいうまでもなく自己破壊という要素が大きな役割を演じているが、統合失調症性の自己破壊は単なる自己破壊として静態的完結的におわるのではなくて、それは共存する他者たちにただちに不安を喚起し脅えと怖れを誘発せざるをえぬ性質のものである。そのような他者たちの脅えや怖れは暗黙のうちに統合失調症者の社会的疎外をうながし、こんどはそれが統合失調症者の自己破壊の程度を増強し、さらにそれが周囲の他者たちの病者への社会的疎外に口実を与え、社会的疎外の度合に輪をかけるといった悪循環が成立する。この考え方を極端におしつめれば、われわれが統合失調症の痴成化として知っている事態は病的過程の直接のあらわれであるよりも、また統合失調症性人格変化の直接の軌跡であるよりも、自己破壊と社会的疎外の織りなす悪循環的な社会的事象の産物である可能性が高いということになろう。少なくとも痴成化は統合失調症過程そのもののあらわれであるよりも、一種のアーチファクトとしての側面をかなりの程度にふくむということになる。レインがこのように述べているわけではない。反精神医学の指摘を旧来の精神医学の知見と統合しようとする筆者の一つの試論である。

5

ロンドン派といわれるレイン一派の反精神医学のもう一つの特徴は、統合失調症旅路説とでもいうべき一風かわったモデルを提出したところにあろう。レインはいう、狂気とは要するにそこから正気へと帰還してくるはずの、人間にとってすこぶる自然な出来事である。恵まれた状況さえ与えられれば、狂気は正気へと帰還するはずの一つの旅路に他ならない。もちろん同時に実存的死へといたる危険もつねに併存するにしても。しばしば各種の科学的治療法がこの自然な帰還を妨げている。われわれが今必要としているのは各種の熱心な治療を行なう精神病院よりも、旅路の完遂を助けるための場所である、と。

ここにいたって統合失調症は心因的、社会因的に説明されるだけでなく、それ自体特有の一つの生き方として、むしろ積極的に肯定されようとする。「この旅とは私たちが治療をうけるべきものではなく、それ自体が正常とよばれているところの恐るべき私たちの疎外状態をいやす自然な方法」であり、「社会の側のこの疎外性から分裂病という仕方で離反する型式には、今までわれわれの知らなかった社会的生物学的機能があるのかもしれない」とまでいわれる。上述したシーグラー[8]はこれを狂気についてのサイケデリック・モデルとよんでいる。

統合失調症的な生の型式をこれほど積極的にみとめる説はおそらくこれまでになかったであろう。たしかにある種の統合失調症者にはそのような発想をわれわれに促させる側面がある。精神療法的に関与した筆者の例の中にも、数こそ少ないがそのような考察があたるかと思わせる例があった。ただ注意すべきことは、疾病を経過したあとに病者が過ぎ去った疾病に対してとる態度の一つとして、「疾病によって自己が新しく生まれかわった」とする態度のあることは早くマイヤー・グロス[9]の指摘するとおりであって、その場合には、果たして病者がレインのいうように旅路を完遂したとみるべきか、あるいはそういう形で過ぎ去った疾病を位置づけようと懸命の努力をしているのかは、必ずしも十分見分けられない。筆者の経験の限りでは、この新生という態度のとり方は未だなお治癒過程途中の一段階であることが多いように思われる。

またレインらが症例報告的に発表しているのは今のところ二例にすぎず、しかもその二例とも非定型群、急性群に属する症例であることも、指摘しておかねばならない。非定型精神病の場合、旅路からの帰還は当然予測できる。反精神医学者は総じて反疾病論的な立場をとり、非定型といったレッテル貼りを拒むであろうが、やはりどのような統合失調症について旅路説が主張できるのかをわれわれとしては今少し詳しく知りたいところである。神経症と精神病との境界をはずすという意味での精神分析的反疾病論は首肯できても、狂気イコール統合失調症として、しかもこれを一括的に扱うレイン流の仕方は、臨床的には不毛に終わるとしか思われない。

しかしながら、少なくともレインのこの旅路説は「人間性の見地から人間を人間的に理解するにふさわしい」方法としての人間学的研究の一端を占める。米英国では、この種の研究はこれまでほとんどなかった。その点にもう一つの意義を筆者はみとめたいと思う。

6

人間学的研究といえば、これまたやはり心因論の線上に位置づけられるべき今一つのモデルを提出した点で、ここに掲げる要がある。大まかにいって人間学的精神病理学には基本障害を求めるミンコフスキー流の人間学と、生活史研究としてのビンスワンガー流のそれとに分かれる。人間学は一応一切の成因論的論議に関知しないタテマエになっているが、後者のごとき人間学は精神病の発病の中に人間の危機的転機的な存在様式の現われをみるのであるから、広い意味で精神分析的心因論の系譜上にあることはいうまでもない。

人間学的研究は主としてドイツ語圏において統合失調症、躁うつ病、てんかんのそれぞれについて別個に行なわれてきたが、臨床上きわめて有用なモデルの作成に成功したのは、今のところうつ病研究であろう。一九五〇年代後半から一九六〇年にかけて、発病状況論ならびに病前性格論として結実し、テレンバッハ[10]のメランコリー論において一つの頂点にいたったこのうつ病研究には、クレッチマー以来の力動論とゲープザッテル以来の人間学の統合があり、ドイツ精神病理学の一つの到達点として評価したい。

テレンバッハのうつ病論の意義は、単にいわゆる内因性うつ病に反応性状況規定性がありうることを再確認したことではなく、病前「性格」と発病「状況」が一元的にとらえうることをかなりの説得性をもって例示したことにあろう。統合失調症とその病前性格の一つとしての統合失調症質との間には、すでにミンコフスキー以来精神病理学的に一元性のあることが指摘されてきたが、躁うつ病とその病前性格とされてきた循環病質あるいは同調質との間には精神病理学的には谷間があった。テレンバッハのメランコリー親和型性格はこの谷間をうずめ、性格と発病状況の不可分性、あるいはうつ病における性格－状況因性をあきらかにした。誤解をおそれずにいえば、いわゆる内因性精神病の領域に広義の心因モデルを従来よりはるかに強力な形で提出したといえよう。

しかし、このことは反面われわれにどこかが病気かという線を引きにくくさせることになった。なぜなら病前性格自体をすでに準疾患的にみることもできるし、逆にうつ病をメランコリー親和型性格というそれ自体特有の生き方をする人間の上に一過性に生じた疲労性のエピソードとみることもできるからである。したがって、いずれにしてもうつ病の精神病理学は今後、完成されたうつ病像自体から病前性格へと関心の重点を移動せざるをえないであろう。そうなると、この性格は生来性のものか獲得性のものか、何歳頃から形成されるものか、すでに経過したうつ病による一種の欠陥的残遺状態ではないのか、あるいは来たるべきうつ病への防衛機構なのかなどということが問題になり、結局生活史的文脈に沿って考究されざるをえなくなり、次第に精神分析的性格論パーソナリティ論へと接近していく。事実うつ病と強迫性格についてのアブラハム[11]以来の諸説やメラニー・クライン[12]一派の対象関係論やフロム・ライヒマン[13]の主張などと非常に近くなる。

なおここでわれわれは、わが国の下田光造[14]がテレンバッハの性格論とほぼ同様の説をすでに一九四一年に発表したことを誇りとしなければならない。今日、下田の執着性格の名はドイツ語圏のうつ病研究論文にひろく引用されている。ただ強いていえば、テレンバッハの病前性格論は単に几帳面性熱中性といった強迫的特徴のみならず「他者との関係をつねに円満に維持するための努力」とでもよぶべき対人関係面での特徴を（副次的にではあるが）指摘している点、下田の所説より一段と観察が細かい。木村敏と筆者はこの対他的特性は発病状況や病像を理解する上で几帳面性熱中性におとらず重要な特徴であると考えている。

テレンバッハのメランコリー親和型性格がその輪郭を明らかにしたことによって生じると思われるもう一つの利得は、躁うつ病という把えがたいカテゴリーの中心にメランコリー親和型性格に基づく単相うつ病をおくことによって、躁うつ病に関する新しい亜型分類を可能にすることであろう。これについては木村敏とともに近く一つの試案を発表するつもりであるが、少なくともわが国の現状においては躁うつ病圏の中心を占めるのは循環病質を基にした両相性のものではない。

統合失調症の人間学的研究について述べる紙幅がないが、最近の傾向として妄想型より寡症状型に注目が集まりつつある。そしてブランケンブルグ[15]にしても木村敏[16]にしても、その最大の問題点が患者の自己形成の過程の中にあるとみる点で共通している。自己という表現によって取り扱われる次元がことなるとはいえ、生活史的な考察を要するという意味で、ここにも精神分析的な考察と交錯する部分がでてくることは否定できない。

7

ところで、一般に人間学的精神病理学者は統合失調症か躁うつ病のいずれか一方について論じ、両者を統一的に位置づける作業を案外していない。筆者は[17・18]不十分ながらそれをこころみたことがあるので、その要旨をここで述べさせていただく。精神病を人間の危機的存在様式の表現とみる点では諸家と共通の視点をもつが、ただ存在論的視点から人間の内的行動の軌跡に一次的に注目した点にいささか新味があろうか。発想のもとになった経験的データは家庭研究と発病状況研究と精神療法研究という三つの領域からえられた。そして従来の諸家の多様な主張をできるだけ統合し、その間の混乱や相違をも整理できるような統一的視点を提供しようと意図した。

さて、内因性精神病とは二つの、それぞれ個有の人間学的意味方向の途上に発来する病態である。その一つは出立的意味方向に沿って生きてきた者が、原因のいかんにかかわりなしに、出立という基本線上において挫折を経過することにより到達する病態であり、その病態自体、たとえ望ましく規範的な出立ではないにしても、一つの出立としての様式と形態をそなえる。これは大体統合失調症圏の疾患に相当するもので、かりに「出立の病」とよぶ。今一つは、合体的意味方向を生きる者が、原因のいかんにかかわらず、その線上での挫折を経過することによって到達する病態であって、その病態もまたそのいたるところに合体的志向の具体的な現われを示す。これは大体うつ病、非定型精神病、両相性の躁うつ病にあたり、「合体の病」と仮称する。

ここでいう出立も合体も、どこからどこへ出立するとか、いかなる価値体系に合体するかといった日常的現実的次元の体験ないしは行動を指す言葉ではなく、そのような具体的出立、具体的合体を可能にするために、それに先立って備わっているはずの「構造的出立可能性、構造的合体可能性」のこと、あるいは具体的言動の底にあって、彼らをしてその上を歩ましめる潜勢的な「内的行動の軌跡」のことである。

てんかんという今一つの当然問題とするべき領域に触れていない点など不備も多いが（てんかんの人間学については木村敏、大原貢[19]の論文がある）、一応これまでの諸説は統合失調症と躁うつ病に関するかぎり、この上で整理できるのではないかと思っている。このような疾病観は当然治療方法の選択、治癒像の選定に影響を与える。たとえば、出立の病には出立という方向に沿った治療が行なわれるべきであり、治癒像もまたその方向に沿っていなければならず、決して合体の病への治療法と混同されるべきではない。混同は無意味ばかりか有害でさえある。ということは、出立とか合体という意味方向は元来転換不可能な、したがってそれ自体として、人間の特有の生き方として承認されるべき筋合のものだという考えが底にかくされているということもできよう。

8

以上は症例報告の積み重ねの中から理念型を見出すという、われわれの学問にふさわしい方法によったものであるが、理念型であるから当然そこにあてはめがたい例に現実には遭遇する。まれとはいえ典型的な統合失調症質者に典型的な両相性の躁うつ気分変調が出現したり、統合失調症の治癒過程に同じく躁うつ性の気分変調があらわれたりする。こうした例を単なる例外としてではなく、それなりに位置づけようとするなら、もう一つ別種の軸が必要になろう。さしあたり人格水準論にもとづく単一精神病的な見方がもう一つぜひとも必要であろう。ちなみに疾病単位的な発想と人格水準的単一精神病的な発想とは、いわば光の波動説と粒子説のような関係にあろうか。また少し観察を密にすると、中井久夫[20]のいうように悪化期と寛解期の精神病理を一応別個に扱うという方法もここに加えられてよかろう。

9

最後に、心因論が体因論をどのように自らに関係づけるかについて可能な視点を整理しておかねばならない。

もっとも穏当な説はバイヤー[21]のいう補足的状況因（komplementäre Situagenie）という表現の中にある。つまり内因性をみとめつつ、同時にそこに状況因も働くことによって発病するとする併存説である。

第二は、心身症的な発想で、一次的なのは心的、性格因的、社会因的事態であり、それが二次的に、たとえば脳の生化学的変化をひきおこすとみる見方である。そして二次的におこったこの生物学的変化がある種の経験や行動のタイプを促進したり抑制したりしはじめることにより、人格レベルの変様を結果する。この種の見方を統合失調症についてはやくアリエッティ[22]が述べている。上記のレインもそうである。筆者もまた、内因性精神病の少なくとも一部には、この見方がもっとも妥当すると考えており、先に述べたうつ病の人間学的研究はその好例であろうと思う。

第三は人間学的な見方で、一つの根本障害が心身という二つの別々の並列的な存在領域においてそれぞれに展開しそれぞれに個有の症状を生むとするものである。その際の根本障害とはもちろん心身二元性を超えた次元での人間学的事態である。

10

以上、今日の疾患概念の混乱について考える一つの道として、心因論の系譜を追う仕方をえらんだ。心因論の発展中に、今日の内因性精神病概念の混乱につながる源があると考えたからである。

それでは今後心因論は内因性精神病に対しどのような役割を果たしうるのであろうか。心因論は、とくにそれが個人内部から脱し家族因的、社会因的な色彩をおびるにしたがい、純粋な医学的疾患モデルとますます折合いにくいものになってきたことに医師としてはとまどいをおぼえるのは事実だが、しかし、少なくとも統合失調症（出立の病）に対しては広義の心因論的見地なしにはやはりその全貌はとらえがたいであろう。うつ病、躁病、非定型精神病の方は統合失調症にくらべるとはるかに個人内部的であり、医学的疾患モデルにのっとって把えうる部分が早晩あきらかにされることを期待できる。それでも先述したようなうつ病の病前性格論発病状況論なしにはうつ病の全貌は到底とらえられないし、治療法の進歩ものぞみがたいであろう。病相の反覆という難問にいどむにも、抗うつ剤の一層の開発もさることながら、病前性格論、発病状況論、再発状況論の一層の進歩に期待するところ少なくない。つまるところ、統合失調症にくらべるとその役割はより小さいとはいえ、躁うつ病、非定型精神病に対してもやはり心因論の役割は不可欠であろう。総じて内因性精神病を再び純粋な器質論の土俵につれもどすことが今日の混乱に終止符をうつのに役立つと考える人がいるとすれば、それは研究者の側の強迫的心性に由来する幻想ではなかろうか。この場合の強迫的心性とは、事態をつねに黒白に二分しその中間に位するあいまいさをあいまいさとしてそのまま残すことを許せぬ態度、といったほどの意味である。

それにしても統合失調症に対して今後心因論は上に述べたような系譜上においてどのようなアプローチをこころみるべきなのであろうか。正直のところわれわれは今日入口を求めて佇んでいる感がある。事実、世界的にもサリヴァン以後に、ビンスワンガー以後に、一連のファミリー・スタディ以後に、この方向の研究に原理的に新しいものは提示されていないのである。

しかし、冒頭にも述べたように、内因性精神病、とくに統合失調症というカテゴリーはそもそも今日の混乱をまねかざるをえない困難性をはじめから含んでいた。もしそう考えることが正しいなら、今日の混乱は必ずしも無意味と考えるべきでなく、ここから新しい、より統合的な視点が近い将来出てくることをわれわれは期待してよいはずである。

文献

（1）ビンスワンガー（新海安彦ほか訳）『精神分裂病』みすず書房、一九六〇—六一年。
（2）Sullivan, H.S., *Clinical Studies in Psychiatry*. Norton, New York, 1956.
（3）クーパー（野口昌也ほか訳）『反精神医学』岩崎学術出版社、一九七四年。
（4）Goffmann, E., *Asylums: Essays on the social situation of mental patients and other inmates*, Doubleday and Company Inc., 1961.
（5）レイン（笠原嘉ほか訳）『経験の政治学』みすず書房、一九七三年。
（6）マノーニ（松本雅彦訳）『反精神医学と精神分析』人文書院、一九七四年。
（7）Siegler. M. and H. Osmond, Models of Madness, *Brit. J. Psychiat.* 112, 1193 (1966).
（8）Siegler, M., Osmond, H. and H. Mann, Laings Models of Madness. In *R.D. Laing and Antipsychiatry* (eds. by R. Boyers and R. Orrill), Harper & Row, New York, 1971.
（9）Mayer-Gross, W., Über die Stellungnahme zur abgelanfenen akuten Psychose. Eine Studie über verständliche Zusammenhänge in der Schizophrenie. *Z. neur.* 160 (1920).

(10) Tellenbach, H. *Melancholie*, Springer, Heidelberg, 1974.
(11) Abraham, K., *Selected Papers on Psychoanalysis*. Basic Books, New York, 1953.
(12) Klein, M. *Contributions to Psychoanalysis, 1921-1945*. Hogarth Press, London, 1950.
(13) Fromm-Reichmann, F., An Intensive Study of twelve cases of manic-depressive Psychoses. In *Psychoanalysis and Psychotherapy* (ed. by D.M. Bullard), University of Chicago Press, Chicago, 1959.
(14) 下田光造「躁うつ病の病前性格について」精神経誌、四五巻、一〇一頁、一九四一年。
(15) Blankenburg, W., *Der Verlust der natürlichen Selbstverständlichkeit*. Enke, Stuttgart, 1971.
(16) 木村敏『自覚の精神病理』紀伊國屋書店、一九七二年、『異常の構造』講談社、一九七三年。
(17) 笠原嘉「内因性精神病の発病に直接前駆する心的要因について」精神医学、九巻四〇三頁、一九六七年。
(18) 笠原嘉「精神医学における人間学の方法」精神医学、一〇巻、五頁、一九六八年。
(19) 木村敏、大原貢「てんかんの人間学」（原俊夫編）『てんかん』医学書院、一九七四年。
(20) 中井久夫「精神分裂病状態からの寛解過程」（宮本忠雄編）『分裂病の精神病理2』東京大学出版会、一九七四年。
(21) Baeyer, W. v., Situation, Jetztsein, Psychose. Bemerkungen zum Problem der komplementären Situagenie endogener Psychosen. In *Conditio Humana* (Eds. by W. v. Baeyer and R.M. Griffith). Springer, Berlin / Heidelberg / New York, 1966.
(22) アリエッティ（加藤正明ほか訳）『精神分裂病の心理』牧書店、一九五八年。

†討　論

井上　笠原さんの話はいつもたいへんわかりやすくて、別にケチのつけようがないので、仕様がないから一つだけ質問しますが、サイケデリック・モデルのところにあるいくつかの引用の中に、統合失調症といわれる状態には「今までわれわれの知らなかった社会生物学的機能」があるのかもしれないというのがあるのですが、ここでいう社会生物学というのは何なのでしょうね。

笠原　実は、御指摘のこの個所、私にも十分にはわからないところなんです。こう書いてあるんです。「われわれの社会自体が生物学的に機能障害的になってきているのかもしれない。そして社会の側のもつこの疎外性から分裂病という仕方で離反する形式のいくつかは、今までわれわれの知らなかった社会生物学的機能をもつのかもしれない。このことは、仮に或る種の分裂病性の行動に遺伝的要素が素因として前提されるとしても、なお妥当することである」（『経験の政治学』訳書一二七頁）。私の推測では、統合失調症という状態には疎外性のつよいこの社会から断絶するという仕方で一種の休息の状態に入るという合目的性がある。そしてその休息の中で生物心理学的なエネルギー水準を回復するということもあれば、また、疎外性のつよいこの社会では見出しえないある種の現実にふれて、そこから力を汲みとって再生してくるということもありうる。そういうことをいおうとしているのではないかと思うのです。そのことを具体的に示そうとしたのが、同じ書物（『経験の政治学』）の後の方に出てくる「十日間の旅」というケース・スタディのように思えるのですが。

井上　休息ですか。そうすると生態的なものの考え方をしているんではないんですね。

笠原　いやそうかもしれない。正直のところよくわからないんです。私もこの「社会生物学的機能」という表現に何かレインの考え方のカゲのようなものがあると思って拾ったんです。つまり一見彼は統合失調症をしきりと社会の次元で把えようとしているようにみえるけれども、ほんとうはそう一面的ではなさそうなんですね。しかし、社会生物学的という言葉で何を意味しているのかは、この数行からはよく読みとれません。

臺　砂原先生、先ほどの荻野さんや今の笠原さんのお話をお聞きになっての先生の御印象なり何でもいいんですが、一つお話し願えませんか。

砂原　全然素人で、またよくお話を理解しないままに、印象しか申し上げられませんが、精神病、ことに内因性精神病の場合には、体因論というのは将来成果を上げるにしても今すぐには役に立たない。したがって心因論的な研究なり患者に対する処遇の研究なりをフルにしなければならないのではないかと、素人として想像するわけです。その場合、今のお二人のお話をうかがっていても非常に面白いのですね。ああでもあれば、こうでもある。百花繚乱といいますか（笑）

井上　群盲象をなぜる（笑）

砂原　それはともかく、精神医学というのは今日のお話にもあったように単なる生物科学じゃなくて、いわば文化科学的といいますが、そういう側面というか位置をもっているのだと思いますが、しかし身体医学の方でも近頃少し手垢のついた言葉になりましたが、一種の人間主義みたいなものですね、人間を単に生物学的対象としてではなくて社会科学的な社会的存在として把握しなくてはいけないということが、行動論みたいな形ではあるにしても、しばしば言われているし、また昔からの私たちの身体医学の対象である患者さんにしたって、マスプロの均一な生産物でなく、いわば一回きりの歴史的な存在である。

私は薬のことをギャアギャア言っているんですが、日本に存在するいろんな種類の薬剤、そのいろいろな使用法、いろいろな病気、同じ病気でもいろいろな状態に対しての薬の使い方がいちいち厳密な実験計画に基づいて試験によって決定されてるわけではありません。各医師が、いわば各人各様の考え方、体裁のいい言葉でいえばケース・バイ・ケースのやり方で対応している。それでも根本に自然治癒ということがあるから、多くの患者が治っていく。それで医師も何か意味のある働きかけをしたように思いこんでいるということが多いように思います。

その診療行動の土台になっているのは、素朴な経験主義で、自分がある患者に診療室である治療をほどこし、またはある扱い方をしたらこうなったという、強烈ではあるが普遍性の確かめられていない個別的な体験で組み立てられていることが今なお多いと思います。

しかし、精神医学とちがって、身体医学の方は動物実験がやれる。動物の種差の問題などがあって、そう簡単には動物から人間への外挿ができないと私は思うんですけれども、とにかく動物実験の場合は実験条件の設定が任意にできて、人間を扱うよりははるかにもっともらしい結論を出しうる。それを安易に人間の方に extrapolate する形でいろんな身体医学の概念が決定され、治療体系が構築されている。私はそういうのではいけないんで、患者そのものに臨床の場そのもので法則性を見いだしていくのが本来の臨床医学の方法ではないかと、しょっちゅう言ってるんです。動物実験なり個人的な強烈な経験なりは、それはどれほどもっともらしくても仮説の提示に止まり、科学法則そのものではない。医学が科学であるためには、人間で実証して、それも臨床的な方法で実証しなくては、医学が科学にならないと思ってるんです。

ところで、精神科のお話をうかがっていると、いろいろな専門家によるいろいろな心因論の提示がある。それらの人々のもつ前提、立場を承認してかかれば、それぞれもっともらしいが、そのどれが科学的真実かを決める方法があるのだろうかということを考えます。薬の問題でしたら、一定の実験計画にもとづいた確率論的なアプローチがあって、それぞれの仮説がどれほどの確からしさを持っているかを、きめようと思えばある程度きめられる。診断の問題なら病理解剖による確かめが可能で、動物における疾病モデルとの類似点、相違点をある程度明らかにすることができる。だから偶然的な経験を恣意的に集めても、必ずしも科学的真実にならないことが身にしみています。

みすず 新刊案内

2010. 8

カチンの森

ポーランド指導階級の抹殺

ヴィクトル・ザスラフスキー
根岸隆夫訳

一九四〇年春、ソ連西部、スモレンスク郊外のカチンの森で、ソ連秘密警察は約四四〇〇人のポーランド人将校を虐殺した。同時期に他の収容所などで殺されたポーランド人とあわせて二二〇〇〇人以上。犠牲者は国をリードする階層全体におよんだ。しかしソ連は犯人はドイツであると主張。さらに連合国も沈黙を守り続けた。

スターリンがポーランドを地図から抹消しようとした理由はなにか。なぜゴルバチョフは、もっとも重要な文書の公開に踏み切れなかったのか。著者は簡潔にバランスよく、独ソ不可侵条約とカチン虐殺の関係、欧米列強の対応と思惑、歴史家の責任、さらにはカチンに象徴されるソ連全体主義の根本的な問題と、ナチスとソ連という全体主義体制の比較まで、最新資料を駆使しながら解析する。

今後、二〇世紀ソ連の全体主義見直しの中で重要度を増すだろう決定版。二〇〇八年、ハンナ・アーレント政治思想賞受賞作。

四六判　二〇八頁　二九四〇円（税込）

最後の授業

心をみる人たちへ

北山　修

〈心〉の時空に想いをこらし、患者と傷つきや罪悪感を共に見つめてきた精神分析家として、〈心〉をみる、診る、看る知恵と技術を伝えたい——。

二〇一〇年春の九州大学退官を前に、学生たちに向けて行った「最後の授業　テレビのための精神分析入門」（NHK教育テレビで放映）と「最終講義　〈私〉の精神分析」ほかを収録。精神科医として、自身のミュージシャン体験をふまえて観察し、考えてきたマス・コミュニケーションと心の関わりについて、そして精神分析・対象関係論の視点から『古事記』や「鶴の恩返し」などの神話や昔話を読み取り、洞察を深めてきた日本人の「心の台本」について、これまでの道のりを振り返りながら語り尽くした。

連想と「置き換え」にあふれる冒険的で情熱的な授業からは、〝人生について共に考え、自分の物語に自ら意味を与えて生きてゆこう〟と謳う著者の声が聞こえてくるようだ。

四六判　二〇〇頁　一八九〇円（税込）

〈死の欲動〉と現代思想

トッド・デュフレーヌ
遠藤不比人訳

「私の目的は、精神分析のおそらくはもっとも刺激的な面を強調することである。その側面とは、ありとあらゆる分野から掻き集められた理論の断片を総合しつつ、人間に関する科学理論を自身の伝記を書くように書いたフロイトの大胆きわまりない所業である」。

フロイトの『快感原則の彼岸』は、とりわけ〈死の欲動〉という概念によって、精神分析の世界を超えてさまざまな議論を呼びおこし、現代思想に多大な影響を与えてきた。

ヘッケルやラマルクの進化論的生物学から、フロイトは何を受け取ったのか。ジョウンズ、フェレンツィ、クライン、ライヒ、ラカンといった精神分析の後継者や、フロム、マルクーゼ、リクール、ドゥルーズ＝ガタリ、デリダといった哲学者は、〈死の欲動〉をいかに読解し、そして誤解してきたか。

「精神分析の世紀」とも言うべき二〇世紀が終わったいま、死の欲動理論の精神史的な系譜をたどった最初にして唯一の研究書。

四六判　四四〇頁　五〇四〇円（税込）

性同一性障害

児童期・青年期の問題と理解

ズッカー／ブラッドレー
鈴木・古橋・早川・諏訪・西岡共訳

心と体の性別が一致しない性同一性障害。その多くは子どもの頃から違和感に悩んでいることがわかってきた。日本においても小・中学生の受診がしだいに増えている。だが性同一性障害とはいったいどのような事態なのか、その詳細を知るのはまだ一部の人に限られているのが実情であろう。

本書は世界有数の研究機関において、豊かな臨床データに基づき、性同一性障害の全体像を描こうとするものである。大きな特徴は、これまで蓄積のなかった子どもの事例が充実していることだ。また、当事者と家族への膨大な聞き取りが基礎になっていることも重要である。本人が「自分が別の性に属している」と感じることが性同一性障害の基本だからだ。

いっさいの先入観を取り払い、心理学、精神医学、そして生物学から社会学まで、あらゆる角度からその全貌に迫っていく本書の試みは、性同一性障害を理解するための大きな手掛かりになるに違いない。

A5判　五六〇頁　七九八〇円（税込）

表紙：ヨゼフ・チャペック　※表示価格はすべて税込価格（消費税5%）です.

素人から精神医学をのぞきこみますと、身体医学のそれに対応しながら、しかも精神医学の特質をふまえた方法論が果たしてあるのかないのかよくわかりません。たとえば、私たちの中学時代にフロイトが面白いからよく読んだんですけど、もっともらしい精神分析療法で患者が実際に治ったといったって、あらわにされた幼児体験がほんとうに原因であったから症状が治ったのか、それともそういう患者と医者との、患者と精神分析家との一種の人間的インターラクションの間で、なんとなく治ったというのかという疑問をもちます。ゲーテの言葉に、一生懸命に釘の頭を打っているつもりで壁をたたいている人が多いというのがありますが、いろいろな説がそれだけでみるともっともらしいけれども、それでなければならんという必然性を証明することができるのか。治ればいいといったって、薬物療法では偽薬でも疼痛などは三〇パーセントくらいは治るんですから。

笠原　大問題ですね、科学論として。十分にお答えできる自信はないんですが、先生の御質問を別の言葉でいうと、検証可能性の問題ということですね。

砂原　そういうことですね。

笠原　私が今話したような研究方向には実は先生のおっしゃる意味でのそれがないんですね。あるいはこういうべきかもしれません。医学あるいはひろく生物科学においてふつう考えられている意味での検証とか数量化という手続きがそのままでは入り得ないところの研究方法である、と。もちろん精神医学の方法論の中にも、臺先生のお話なんかは普遍妥当性、検証可能性のある方法で、非常にスッキリしていてまさに科学的であると思うのですが、井上先生のお話にあったもう一つの文化科学的な方向には同じ意味でなら検証という方法はない。この方向は、先ほども申し上げたように、こういう「範例」があるということを呈示することを目的としている。あるいはせいぜい類型を提示する。そういう範例なり類型なりをみることによって、多様な個々のケースの中に今までみえなかったところをみることができるようになる。そういう仕方で治療法なり理論構成なりに寄与し新しい局面をひらいていく。先生のおっしゃるような検証可能性のある方法論とはちがった別の仕方で真実を求めていくというところがある。これが精神医学だけの問題か、果たして医学全体の方法論でありうるかは議論の分かれるところと思いますが、少なくとも精神医学の領域では分析的科学のいうところの検証性を求めない、「ケース・スタディによる範例呈示」という直観的全体認識的な方法があるということはいわざるをえないと思うんです。

砂原　それでも、たとえば範例呈示のような方法であるセオリーがつくられる。そしてそのセオリーにはおそらく浮き沈みがあるでしょう。一時はやったものがはやらなくなる。他の人が新しいものを適用した場合、うまくいかないとしたら、すたる。

笠原　それはありますね。

砂原　そうすると、やはりそこには何かそういう型の検証が行なわれているということではないんですか。

笠原　それはそうですね。ただその場合の検証というのは、生物科学のいう意味での検証とは一緒にできないんではないでしょうか。

土居　そうでしょうか。理論的にいうと、自然科学にもいわゆる絶対確実な理論というのはないんで、やはりいつでも結局はヒポテーゼなのだから。そして研究がすすめばすすむほど、理論も変えられていくわけですね。検証可能性ということはもちろんいつも大事ですけれども、理論形成の上ではやはりそこに一貫した整合的な理論で、なるべく単純で、なるべく多くの現象が説明できる、そういうものを理論というものはいつも求めていくのではないでしょうか。

砂原　そうでしょうね。理論形成のときはそれでよいのですが……。

土居　そこで絶対確実なものが得られたと思えば錯覚であって……。

砂原　だから身体医学だっていろんな仮説をたてて、まあ確率論的な接近をやるより仕方がないんですね。しかし身体医学の場合は確率論的な接近をやるのにも方法がいろいろあると思うんです。が精神医学はその方法になかなかのりにくい、ということじゃないでしょうか。先ほどもいったように、動物実験はできませんし、クリニカルな一定の仮説にもとづいてあるデザインをやる、それだって結局は、やらなかったものに対して有意差が何パーセントかという、つまりプロバビリティがどれだけかということでしかないけれども、そういう形でよりプロバビリティの高いものに接近していくということはできる。エスタブリッシュされた方法でやることはできると思うんですが、精神医学の方はそのへんは、こんなことをいうとおこられるけれども、いろいろなアッと驚かせるような説が出てそれが非常に説得力が強ければ（笑）、そうなってしまうということなんですが、それではこまると……。

土居　一時流行はしますけれども、すぐすたれますね。そこで一体なぜそれがすたれるかというと、やはり臨床の場面でそれが通用しない。臨床が一番最後の検証場面ですね。

臺　さっき土居さんが自然科学でも絶対確実な理論はないといわれたんですが、それはよくいわれることなんだけれども、これはまた誤解を生むんではないかと思います。今日の真実は明日の誤謬であるという言い方ですね。そうではなくて今日の真実は明日の特殊な例である、と。special case of tomorrow というべきであろうといっている人がいますが……。

土居　それは精神病理学についてもいえますか。

臺　言えるんじゃないんですか。

土居　言えますね。

臺　ですから、自然科学でも精神医学でも絶対の確実性をもった理論はないということは誤解を招きやすいと思います。それから検証問題についても私はやはり風雪に耐えるという歴史の検証、臨床的歴史の検証ということになるんじゃないかと思います。ただそれが一般の歴史の検証とはちょっとちがうんではないでしょうか。どういうふうにちがうかは簡単にいえませんが。それが先ほどいわれたような臨床の場面での検証ということになると思います。

内沼　精神医学でもかなり検証可能じゃないかと思うんです。社会科学でも検証性ということは重要な問題だと思うのですが、たとえば不安神経症の患者がいるとする。ある症状を訴えている、たとえば心臓神経症の症状を訴えている、その人を見た場合にどうも心臓神経症だけの症状ではない、その背後にもっと問題があるとわかる。ある一連の患者において何かあった、そしてまた別の患者にも同様のものがあったとわかった場合、単にその症状だけじゃなくてその背後に何かあるということは、実際にたえず臨床上検証しているわけですね。ですから難しい理論でなくて、素朴な臨床的な経験をわれわれは絶えず検証しているわけですね。

土居　その意味では臨床は実験だと。

内沼　ええ、実験だろうと思います。それから笠原先生たいへん遠慮深く語られたんですが、たとえば「出立」可能性、「合体」可能性ということなんですが、私自身これは非常に面白い概念なんだと思いますが、こういうことでも検証可能なことだと思います。たとえば人間関係というものには他者から離れるか合体するかという基本的パターンがあると思います。そういうパターンがいろいろな患者の中にみられるということで、検証可能な概念だろうと思うんです。検証性がなければ、精神医学をも含めて、およそ科学ということは成り立たない。その意味で笠原先生のお話しは遠慮深すぎたと思います。

土居　検証可能であるが、数量化がむつかしい。

内沼　数量化はむつかしい。

土居　そこが一番問題のところですね、臨床の場面では。

佐々木　別の見方もできちゃうし、別の見方の検証もまた可能である。

土居　だから百花繚乱（笑）

佐々木　百鬼夜行か（笑）

荻野　だが、その別の見方がやはりそれぞれ特殊なケースであったということになるであろう明日の日を先取りして、それを志向した上での新しい見方でなければならないと思うんですね。ということは、たとえアンチ何々にしても、その中のやはり特殊なものを生かす形ね。そういう意味では伝統主義的でもないといけないと思うんです。

土居　もう一つ具体的な検証可能の問題として、下田学説よりテレンバッハ学説の方がすぐれているとおっしゃったのは、あなたの臨床経験からきていると思うんです。結局あなたが臨床で検証してそうおっしゃるんだと思うんですが、そこのところを説明して下さい。

笠原　そうですね。そこのことは先ほどから話題になっている「臨床的検証」という問題に関係があると思いますので、簡単に申し上げてみます。

周知のところですが、下田先生は昭和十六年（一九四一年）にすでに慧眼にも躁うつ病の病前性格には循環性格よりも執着性格が多いし、またこれが発症機序と密接な関係があるということを指摘されたわけです。この説の意義は二つあって、一つは性格像の描写、すなわち「仕事熱心、凝り性、徹底性、正直、几帳面、強い正義感や義務責任感、ごまかしやズボラができない、したがって他から確実人として信頼される」といった、臨床からのみ抽出しうるたぐいの性格類型を提示されたということ、もう一つは病前性格と発病機序との関係についての仮説、つまりこの性格では一度おこった感情が正常人のごとく時とともに冷却することがなく、長くその強度を持続し、あるいはむしろ増強する傾向がある。したがって誘因的な過労事情によって生じた睡眠障害や疲労性亢進に際して、正常人のように興奮性減退、活動意欲消失といった型でおのずと休養状態に入ることができず、むしろ疲憊に抗して活動をつづけ、ますます疲憊の度をたかめる、そういう病理仮説を提唱されたのが第二の意義だと思うんです。

ところでテレンバッハ学説の意義もほとんど同じく二つの面をもっている。一つはやはり性格論、もう一つはエンドキネーゼという発病機序論です。ここでは前者の性格論、つまりメランコリー親和型性格のみを問題にしてみたのですが、一見下田の執着性格論と非常によく似ている。事実同じようにいう人もたくさんいるほどである。しかし私にはメランコリー親和型性格というのは、大きくわけるとOrdnungsliebeという特徴とLeisten für Andereという特徴の二つからなる。そして後者は、下田先生の説の中にはあまりはっきりいわれていないが、臨床的検証によく耐えるし、また発病機序を考える上でもこの対人関係面の特徴が重要な役割を演じていると思われるんです。Leisten für Andereというのは、「他者との関係を円満に保つためのたえざる配慮」といってよいと思うんですが、具体的には人と争えない、人にたのまれるといやといえない、人と不和になりそうになると自分の方がおりるといった特徴です。そして秩序愛という第一の特徴も第二のこうした対人関係的局面での特徴の裏打ちによってはじめて几帳面さ、約束の履行、時間の厳守、対他的責任感という型をとる。こういう面があるからこそ疲憊がおこるのであって、下田説のように一度おこった感情が異常に長い間持続するということだけで、疲憊を説明しきれないと私は思うんです。その点でテレンバッハ説の方が下田説をこえていると思います。

また、テレンバッハのいう他者への配慮性という特徴は、メランコリー性格と近縁関係にある強迫性格との差異を明確にするという今一つの意義もある。これはテレンバッハ自身はいっていないことで、私の説ですが、つまり純粋の強迫性格というのは、Sein für sich である。自分の内なる原理のためにすべてを捧げるのであって、メランコリー性格のもつ他者への配慮性はここにはない。すでに精神分析ははやくから、うつ病と強迫症ないしは強迫性格の密接な臨床的関係を指摘しているけれども、他者への配慮性による区別については、私のしるかぎりふれていない。そういう点をテレンバッハ理論は考えさせる利点をもつ。

ただ、メランコリー親和型性格と、内沼先生などが精力的に研究されている日本での対人恐怖あるいは森田神経質との関係は他者への配慮性という限り、非常に近いところがあるので、今少し考えなければならないかと思います。

まあ、私の臨床的検証としてはそんなところでしょうか。

土居　テレンバッハ説は精神分析のうつ病論・強迫性格論よりすぐれている一面があるが、下田学説とは……。

笠原　下田学説より一日の長があるのではないかという……。

土居　下田も Leisten für Andere ということをはっきり言っていないから。

笠原　そうです。

土居　わかりました。

臺　どうもありがとうございました。

疾病概念と精神障害

土居　健郎

医学は疾病を診断し治療する技術であり学問である。したがって疾病なくして医学は存在しない。人間のある種の状態を病気と認めることによってはじめて医学は成立する。精神医学にとっても事情は全く同じである。ある種の精神状態を病気と判断するところに精神医学がはじまる。しかし、精神医学の歴史をひもとくまでもなく、このことは昔から決して容易なことではなかったし、その困難さは今日においても本質的には変わっていないと思われる。一体それはなぜなのであろうか。以下この問いに対して答えを出すことを試みてみよう。

まず第一に考えられることに、少数の、はっきりした器質的病変をもとにして起こったものを除いては、精神障害の本体が必ずしも明確ではないという事実がある。ひとはふつう病気といえば、身体の病気のことを思い浮かべる。したがって何らかの身体病理を伴わないものは、なかなか病気とは考えにくいことになる。もっとも精神症状が主で身体病理の明らかでないものを、機能的疾患群の中に含めることは、従来の慣習である。ただこの場合、将来研究がすすめば、機能異常に相応する何らかの身体的ないし物質的変化が見出されるにちがいないという前提がおかれていることを忘れてはなるまい。大体このような前提は、精神と身体を二分することが生物学的に不可能であるという事実によって、要請されているといってもよい。現在世界の各所で精力的に行なわれている多くの研究は、このような前提を踏まえているのであり、将来その中から重要な成果が生まれることがあり得ないとは、誰も断言できないであろう。ただ決定的な成果が出ていない今日の時点で、精神障害はいわば公認以前ということになり、そのため精神障害を身体疾患と同種の病気とすることに一般の抵抗があるのであろう、とこのように推論することが可能なのである。

以上のべたことは、ひとがふつう病気ということで身体の病気のことを思い浮かべる、という限りには正しいと思う。しかし、精神障害を病気と認めることに抵抗があるのは、その身体的基礎が明らかにされていないためであろう、と考える点では間違っている。なぜなら大多数の身体疾患の大体が明らかにされたのは、過去一、二世紀の間の出来事に過ぎないからである。しかしそれ以前でも、身体の異常を病気と認めることがさして困難でなかったことは、西暦紀元前にすでにヒポクラテス医学が完成していたという事実に徴して明らかである。なおこれと並んでインドや中国の古代医学を数えあげてもよいであろう。

もっとも身体疾患といえどもある種のものは、たとえばかつて癩病が天刑病と呼ばれたように、単なる病気以上のものと考えられたことはあった。この点は精神障害の受けた運命とたまたま軌を一にするが、しかしこれは病気に対する恐怖がもたらした結果であると解釈できる。実際このような恐怖は何も癩病に限らないのであって、それ以外のきわめてありふれた病気でも起こり得たし、現代の文明人と称される人種にあっても、それが全く起こらないということは、むしろまれであるといわねばならぬ。しかしこのような場合でも、恐怖の結果、病気が病気でなくなる、すなわち病気という認識までがゆらぐことはまずないであろう。これは一体なぜそうなのであろう。なぜ身体の障害であると病気と認めやすいのか。この問いは、なぜ精神障害は病気と認めにくいのかという問いと実は同じことで、それと表裏の関係にある。したがって精神障害を病気と認めることに一般に抵抗があるのは、その身体的基礎が明らかになっていないためであるというのでは、説明になっていないといわなければならないのである。

このように見てくると問題の根源は結局、病気という概念自体に潜んでいることに落着するように思われてくる。そしてこのことを実は他ならぬ精神障害者自身が証明しているように思われるので、その点を以下にのべてみよう。一般に精神病と称される重篤な精神障害の場合は、向精神薬の効果があるという事実からも、何らかの身体的変化のあることが予想されるし、最近の研究によると、ある種の脳内物質の作用が障害と密接な関係を持つことが証明されているということである。もしそうだとすると、精神病は身体疾患と並ぶ立派な病気となるはずであるが、しかし精神病者自身はというと、自らの状態を病気と認めたがらないという注目すべき事実が、厳に存在している。これと全く対照的に、現代の医学で、身体的変化とは本質的に無関係と考えられている神経症者の方は、自らの状態を病気と認めたがるという事実が他方には存在する。このような事実に対し、医者だけが病気があるかないかを決定する最終権限を持っているのであり、患者のいうところは単なる素人判断に過ぎないということもできよう。この立場に立てば、神経症者は本当の意味の病気ではなく、精神病者が自らの病気を否定するのはそれ自体精神病の一症状に他ならない、ということになって、問題は簡単に片付けられてしまうかもしれない。しかし私はこのような考え方は根本的に間違っていると思う。むしろ上記の事実から逆に、病気という概念が本来何を意味するかを探ることこそ、問題の正しい解決を示す道であると考えるのである。

さてここに疾病利得という言葉がある。これはふつう、神経症者が何らかの利益を求めて病気に逃げこむことを意味するものとして使われている。しかし考えてみると、いかなる疾病でも、それがもたらす苦痛と不便にもかかわらず、むしろそれ故に、いわば代償として、ある種の利益を個人に与えるといえないであろうか。たとえば病人は苦痛がひどければ日常の仕事を休むことが許されるし、周囲の同情と世話を受けて治療に専念することもできる。ところで神経症患者の場合は、その病気の病気たる所以が容易に人々の眼に明らかでない故に、その結果、疾病利得だけが目立つのであると考えられないであろうか。これと反対に精神病者の場合は、現に苦痛と不便を経験しているにもかかわらず、疾病利得を拒否する、すなわち病気ということで他に助けを求めかつ受けることを拒絶する状態である、と解することができるように思われる。以上のことから、病気という概念を次のごとく定義することができるであろう。すなわち病気とは、周囲の同情と助けの対象となり得る身心の苦痛である。したがってもちろんすべての苦痛が病気となるわけではない。故意にもたらされた苦痛、個人的責任が明瞭な苦痛は病気とはされない。病気とされるためには、是非とも苦痛が偶発的なものであることを要するのである。

私は、以上のべたごとき病気の概念こそ、それによって医学が可能となった根元的概念である、と考える。言いかえれば、病気の概念が医学をつくったのであって、その逆ではない。たしかに、病気を分類しその原因と治療法を探求したのは、医学の功績である。しかしそのような営みは、まずそこに病気と判断される状態があったればこそ可能になったといわなければならない。したがって病気という概念を、現代の医学が用いる組織学的・生理学的または生化学的検索方法で突きとめられる病理的現象と同一視することは間違っている。病理的現象ないし病理は実体概念であると見てよい。しかし病気は判断概念である。ちょうど善悪という一対の相補的判断概念が倫理学に先行し、むしろそれを成立させる根本概念であるように、病気と健康という一対の相補的判断概念も医学に先行し、むしろそれを成立させる根本概念であると考えねばならぬのである（注：ここにのべた疾病論については、「保健学と臨床医学」と題した一文に詳説したので、それも参照されたい。東京医学、八二巻、二号、九八―一〇二頁、一九七四年)。

病気という概念が以上のごときものであるとすると、人類歴史において精神障害を病気と認めることがなぜそれほど困難であったかということがおのずから明らかになるように思われる。大体、精神病者自身、病人扱いされることに抵抗する人たちである。したがって周囲のものも、このような人たちが狂っていると判断することはできても、病気に悩む者として遇することがむつかしい。その上彼らはしばしば不気味な印象や深刻な恐怖を接する者に与えるので、周囲の方でも自衛上彼らを疎外するという結果が生まれてくる。であればこそ精神障害は、一部の例外を除けば、永い間病気の一種とは数えられなかったのであり、近代になって病気と見る見方が一般に定着した後も、何かこれをうさんくさい目で見る傾向は払拭されなかったのである。このことは、精神病の原因として怠惰や悪習を考えた、近代のはじめ一時盛であった精神病の心因論にもあらわれている。この種の心因論は、かつて精神病者を悪魔つきと考えた俗説と隔たることとさして遠くはない。いずれも当事者ないしは関係者の責任問題に発展し、上述した意味での病気概念の解消に終わりやすいからである。したがってこのような、医学的方法論としては致命的な欠陥を持っている心因論を克服し、精神医学を真にその名にふさわしいものとするためには、精神障害も身体病と全く同じように理解し研究せねばならないという気運が、ようやく十九世紀後半頃から盛んとなった。かの有名な「精神病は脳病である」というグリージンガーの言葉はそれを代表していると見ることができる。この考え方はその後精神医学の最も有力な方法論として今日に至っているのである。

精神医学はかくして医学の中での市民権を獲得し、またその生物学的方法論によって若干の刮目すべき業績もあがったのであるが、しかしどうもこれだけでは精神障害の本質がわりきれないという感じは、多くの研究者のひとしく抱くところであった。そしてこの時に世に現われたのがフロイトの精神分析である。精神分析の方法論の特徴は、一言にしていえば、無意識の精神活動を想定することである。したがって精神分析的な心因論は、従来の心因論のように、道徳的判断をしのびこませる恐れが少ない。無意識に対してひとは直接の責任を負わないからである。であるからまた、ある病気の成立を精神分析的に解釈できたからといって、それで病気が病気でなくなってしまうわけではない。このように病気の概念に抵触せず、むしろそれを前提とする故に、精神分析は精神医学にとって最も恰好な方法論の一つとなったということができる。かくしてそれはこれまで単純に心因性を疑われていた神経症ばかりでなく、何らかの器質的基礎が疑われる内因性の精神病までも、その研究範囲の中にとりこむことができたのである。

ところがここに一つ奇妙な現象が起こっているということができる。それは、精神分析が精神医学にとってまことに好適な方法論であるにもかかわらず、この立場に立つものはふつう病気という言葉をあまり使わないという事実である。彼らはその代わり防衛とか葛藤とかいった概念をもっぱら使用する。これは一つに、病気という概念が、上述してきたような歴史的理由から、主として身体の病気をさすことが多かったためであるのかもしれない。大体、精神分析が最初に取り組んだ神経症は、どうも病気と呼ぶに値しない代物ではないかという考えは以前から医学界の一部にあったし、それは今日もなお根強く残っている。さらにまたこれとは別に、恐らくもっと重要なこととして、フロイトが精神分析をもって、単なる医学的治療法以上のもの、すなわち精神現象の独特な研究方法であると考えていたという事実をあげることもできよう。たしかに精神分析は、病気・健康の別を問わず、あらゆる精神活動に適用できる方法である。このような方法としての普遍性は生物学的方法についてもいえることであって、それこそ精神分析を方法としてすぐれたものたらしめている所以である。かくしてフロイトはこの方法を駆使し、神経症をはじめとし、夢、失錯行為、ユーモア、文学、宗教、社会心理など、ひろく精神現象一般にその探求の手をのばしていったのである。

恐らく以上のべたような理由がいろいろ重なって、精神分析的研究者は病気という概念自体に注意を払うことを怠るに至ったのであろう。なお疾病概念を積極的に排する傾向が、精神分析の正統派よりも、分派の方に強く見られることは、注目すべきことである。このことはたとえば、精神医学を人間関係の学問であると定義したサリヴァンの場合にも見ることができる。ところでこのような傾向は一つ不幸な結果を招いたように思われる。それというのは精神分析のお蔭で科学的心因論がせっかく軌道に乗ったと思う間もなく、近年再び廻れ右をして道徳的心因論がはびこるに至った事態に、このことが間接的に影響しているように思われるからである。すなわち私は以上の事態が精神分析の直接の影響によって生まれたとは思わない。もっとも精神分析の知識があまりに普及した結果、いわゆる心理主義の風潮を生み、それが潜在的な道徳的心因論に火をつけたということはあるかもしれない。なお同じ道徳的心因論といっても、今日のそれは過去のそれと一点において異なる。過去においては精神障害者が悪の化身のごとく見なされたのに対し、今日における悪の代表選手はむしろ、精神障害者がそこで生まれる家庭や社会である。昔は精神障害者をうさんくさい眼で見たのに対し、今日そのような眼で見られるのは社会の代表者たちである。かくして精神障害者を病人と見なすこと自体、それによって彼らを差別する悪であると極論する者も出てきた。病人としてみることは、元来同情を意味するはずなのに、それがさかさまに取られるのであるから、何とも皮肉なことではなかろうか。

私はこの現代に見られる傾向は、精神障害を病気として認めることの困難さが今日においてもいささかも減じていないことを示す好個の例ではないかと思う。そしてまた今日の精神医学界を混乱せしめている最も根本的な原因もこの辺にあるのではないかと思っている。したがってこの混乱を収拾するためにもめいめいがこの問題について正しい認識を持つことが必要となるであろう。誤解のないように言っておくが、私は疾病概念が精神医学の唯一の関心事であるべきであるといっているのではない。そこには当然善悪判断の対象となるべき事象が深くかかわっている。したがって広義の環境改善が不必要であるはずはない。ルネ・デュボスによれば、近年伝染病が激減したのは、医学の進歩によるというよりも、人道主義的な環境改善に負うところが大きいということだが、同じようなことが精神衛生についてもいえるようになるかもしれない。たとえば、現在の急激な社会変化の奔流にもまれてともすれば破壊されがちな家族単位の生活を何らかの効果的な運動によって保護することが可能となれば、精神衛生を一段と向上させることができるのではなかろうかと私は思う。ただし精神障害者をもっぱら被抑圧者と見なし、彼らを抑圧していると信ぜられる制度や人を単に断罪することからは、何も建設的な効果を期待することはできないであろう。第一、彼らを単に被抑圧者と見なすことが間違いなのである。彼らはまず病人としてこそ扱われなければならない。すなわち彼らに関する限り、善悪判断を括弧に入れて、健康・病気の判断を優先させなければならないのである。

ここでしかし、彼らを病人として扱うということは一体どういう意味なのか、今一度考えてみよう。というのはわれわれは、彼らのうち多くの者が自らの状態を病気と認めることを拒否することを知っている。それにもかかわらずわれわれが彼らを病人として扱う根拠は何であろう。それは彼らに幻聴や妄想があるためなのか。しかしそのことならむしろ狂っていると形容する方がふさわしい。狂っているという代わりに、異常といってもよい。ところで正常・異常という判断概念は健康・病気のそれとは別物である。したがって異常だからといって、必ずしも病気とはならない。もちろん、いったん病気という判断が妥当と見なされれば、狂った異常な状態を病気の症状と考えることも可能である。しかし忘れてならないことは、狂っているから病気なのではないことである。また病気だから狂っているのだと考えることも間違っている。なぜなら病気は実体概念ではなく、判断概念だからである。してみると、自ら病気という判断を拒む精神障害者を病人として扱うということは、彼らに病気というレッテルを貼りつけることなのであろうか。いや、そうであってはならない。このことはむしろ次のことでなければならない。すなわち現に苦痛を体験しながら、しかも同情と助けを拒む姿に、常人の理解を超えた苦痛を読みとり、あえてこれに助けの手をさしのばすことである。かくしてまた、一体なぜこのような異常な苦痛が起きるのかと問うことも可能となるであろう。

このようにわれわれは病気という概念を道具として、病気と判断されることを欲しない精神障害者の心理の奥深くまで立ち入ることが可能となる。今この点をこれ以上詳述することは控えるが、このような接近方法はすぐれて臨床的であり、これによって臨床精神医学の確固とした理論的基礎をおくことができる、と私は信じている。少し手前味噌をいわせてもらえれば、これは私が永年手がけてきた「甘え」理論とも結びつく。むしろ「甘え」理論自体、このような接近方法から生まれてきたという方が正確なのであるが。さらに以上の基礎の上に精神病理の新しいノゾロジー・新しい分類を打ち建てることも可能となるであろう。もちろん私は理論的興味だけで病気概念を論じているのではない。治療的実践の上で病気概念に焦点をあわせることは常に効果的であり、ことにこの際それが患者にとってどんな意味を持っているかを知ることがきわめて重要であるといいたいのである。以下その点を自験例について示してみよう。

患者は現在治療継続中のある中年婦人である。彼女は元来、対人関係にきわめて過敏なたちであったが、数年以上も前から執拗な妄想反応を繰り返すようになった。妄想は常に対人関係から出発し、時にかなり体系的な発展を見せ、古いパラノイアという診断が最も妥当する症例であるように思われる。最近ようやく、いわゆる病識なるものが定着しかかっているが、そのことがまた彼女にとっては甚だしく苦痛である。彼女は自分の病気がいつ再発するかわからないといって恐怖する。そして自分から一生精神病者という烙印が消されることはなく、「先生の手から離れられない」ことがいかにもいまいましくてたまらないというふうにのべる。このように彼女は治療者である私に対してひどくアンビバレントである。一方で私をたよりにしていながら、他方で恨みごとをぶちまける。ことに自分の精神状態について解釈でもされようものなら、すぐに非難と受けとって猛烈に爆発する。彼女はまた、治療に通っていることが職業上の秘密として守られることを知っていながら、何かの手違いでそれが外に洩れ、自分の病気が人々に知られるのでないかとひどく恐れている。

このような患者の訴えに対し、私は大様次のような説明をした。「あなたは自分の精神病のことをひどく恐れている。何か得たいの知れない魔物のように恐れている。しかし実はこういう恐怖自体が病気なのだ。あなたは精神病のために不幸になっているように感じているが、これは間違っている。正確にいえば、あなたがかつて経験し今も経験している不幸な状態を名付けて精神病と呼ぶのだ。今のあなたには、精神病を恐怖していることを除いて、何も病気はない。こうやって私と話してお互いにわかるということは病気でもなんでもない。それにあなたは毎日健康人と同じく仕事をやっているではないか。それから、あなたは自分の病気が人に知られやしないかとひどく恐れているが、私は誰にもいわないのだし、あなたも誰にもいわなければ、わかりっこない。しかしひょっとするとあなたは、自分の病気を隠していることがいやなのではないか。できれば皆に知らせて、何も秘密を持たない身でいたいと思うのだろう。その方がたしかに気が楽だから。しかしこのように秘密を持つのが辛いというのが、あなたの病気の根っこだ。実はこのためにあなたは発病したといってもよい。だから今度は我慢しなさい。病気を隠すのはそれが悪いことだからではない。それを知らせても、皆はびっくりするだけで、わかってもらえないからだ。心の深いところにあるものは誰にもわかってもらうというわけにはいかない。話してもわからないことは心の中に大事にしまっておく方がよいのだ」。患者はその後ずっと落ち着き、これという支障はなく、日々の生活を送っている。

†討　論

臺　どうぞお願いします。

土居　はじめに私から砂原先生におうかがいしたいのですが、機能的疾患というのはいつ頃、誰が言いだしたのでしょうか。

砂原　ベルクマンだと思います。

笠原　精神病理の新しいノゾロジーとおっしゃっているところをもうちょっと教えて下さい。

土居　なぜ新しいと言ったかといいますと、従来のノゾロジーは疾患概念に非常にとらわれている。ですから疾患概念というものを一応お預けにして、京都学派風に言えば、現象学的なノゾロジーができるのではないかと思うのです。

笠原　「苦痛がありながら助けと同情を拒むが、しかしそこに常人の理解をこえた苦痛のあるのを読み取る」というのは、意識は苦痛を経験していないが、無意識は苦痛を経験している、それを象徴的に解釈するという意味なんですか。

土居　今、無意識という言葉を使われましたが、ここで無意識という言葉を使うのはちょっと当らないように思います。もちろんオイフォーリッシュやマーニッシュな患者は、苦痛を意識していないかもしれませんが。しかしほとんど大部分の患者は苦痛を意識しているのではないでしょうか。問題は、助けを求めない、あるいは助けを断念している、どうせあなた方には私のことはわからないと感じていることで、こういった態度は躁うつ病患者の場合に強いですね。反対に統合失調症の場合は、あなたには私のことがわかってしまっているというふうに言いますが、いずれにせよ、明らかに主観的な苦痛がそこにあると思われます。このように彼らが苦痛を経験しながら、それでも助けを拒んでいるということがわかっていて、なおもこちらが助けの手を差しのばすというところに、臨床精神医学が成立すると私は思います。

吉松　今のお話なんですけれども、患者は病識がなくて頑強に入院に抵抗しますね。ですけれど、半ば説得的、半ば強制的に入院させた後、患者はほっとすることがあります。そういう例を見ると、患者は苦痛をどこかで意識していながら助けを拒むという抵抗面だけが前景に出ているという感じがします。

藤縄　笠原さんが話された心因論に関係することですが、今日の疾病概念の混乱は、心因論あるいはフロイトの出現以降なんでしょうか。それまでは、一時期は混乱していなかった。二、三の学派で統一されていて、伝統的な精神医学をつくっていたのでしょうか。

土居　以前も混乱はあったと思いますが、精神医学の黎明期にあったので、一般の関心をそれほど惹かなかったのだと思います。したがって現在のような形で問題が先鋭化はしていなかったし、社会問題ともならなかったのでしょう。

藤縄　ジルボーグの『医学的心理学史』の終わりには、あれはフロイトのところまで書いてあるが、中世の床屋と外科医の差よりも、外科医と精神科医の差の方が遠いと書いてある。フロイトが出て以来、医学的心理学は、医学の中でも、身体医学から遠いと書いてある。

土居　遠いというか、たしかにフロイトは新しい機軸を出したんだけれど、しかしそれは、私流の解釈が正しければ、医学の伝統の中にちゃんと納まるものだったのだと私は思うんですけれどね。

藤縄　しかしその医学の伝統の中に納まるには相当無理がある。

土居　私は無理はないと思います。ただ心因論というのはいつでも危険を持っているわけですね。責任問題が入ってくるから。たとえば家族のスケープゴートになって発病したと思われるような症例はあるわけです。しかしそれは別に家族がその人をスケープゴートにしようと意識したわけではないですね。結果的にはそうなっていますけれど。どうも心因論的なものは了解されれば了解されるほど、責任問題にすりかわってくる危険があります。だからこの際、疾病概念の中で括弧に入れて物を考えているんだということが明確でないと、それこそ心因論的な精神医学というのは医学をはみ出してしまう。それこそ、antipsychiatry という形に発展する以外になくなるんではないかと思います。

臺　土居さんが僕のことを何度か言われましたので僕も言わなくちゃならないことになりましたが、土居さんのお話の限りにおいては、僕は土居さんのお考えは非常に妥当だと思います。しかし土居さんのお考えが精神医学、あるいは精神科の医療に関係しているいろいろな問題全部に広がっていった時に、私と意見の違うところがいろいろ出てくるように思います。

まず、言葉の上で、土居さんは疾病概念と言って疾患という言葉を避けていらっしゃる。私の方は、病気と疾患と言って、土居さんの疾病というのを二つに分けて、考えを整理しようとした、という思考方法の違いがそこにあるわけです。まあ、いろんな反論が土居さんのお話に対してあるんですが、それは私の前の話と重複しますのでやめまして、仲間も医者もいないような状況で、精神病者がどのようになるかを考えてみましょう。十何年も前に、「ロビンソン・クルーソーの病気」という小文を書いたことがあるんです。ロビンソン・クルーソーが、あの島で精神病になったら、どうだろう、というつくり話なんです。ロビンソン・クルーソーの物語では、彼は風邪をひいて熱を出したくらいで、ラムかなにかを、酒を入れて飲んで治っちゃうんですが、精神病にはならないんですね。しかし、進行麻痺になったとすれば、あの話はできなくて、彼はもう死んでしまうからこれは問題ないんですが、ロビンソン・クルーソーが統合失調症にならなかったとしても、おそらくあの話は出来上がらなかったろうと思えるんです。たとえばフライディが出てきた時に、彼は被害的になって撃ち殺したかも知れない、彼がフライディを助けて一緒に暮らしたということのために、彼はその後にイギリスに帰れる道を開いているわけです。彼の島には、野蛮人や反乱船員が攻めてきますからね。で、先ほど、狂った状態は不健康ではないと土居さんは言いましたね。

土居　狂っているということと不健康であるということは同一の範疇ではない、という意味で言ったのです。

臺　私は、狂った状態というのは不健康であろう、不健康と言えると言いたいのですね。たとえばロビンソン・クルーソーが狂ったら、彼はその後の危機に対して、適切に処理することが出来なくて、あの島で死んだでしょうね。こういったことから見ても、変な話ですが、狂った状態というのは不健康であるのが普通だと僕は思いますね。

土居　いや、先生のおっしゃるのは僕はわかりますけれどね。私が言おうとしていることとずれているんです。狂っているという言葉の中には、すなわち狂っているという概念の中には、健康・病気の概念は入っていない。片寄っているとか狂っている、あるいは変わっているという概念は、別に病気概念ではないわけです。

臺　それは僕も言っているわけで。

土居　その狂っている人間を病気であると見ることに精神医学の第一歩が踏み出されるわけで、その点では先生と同じなんですが、狂っていることが元々不健康であるというのは概念の混乱ではないでしょうか。

臺　狂っている状態にはプラスの価値もあるけれども、マイナスの価値もある。そしてそれが時代によって社会によって、プラスの価値が強調される時とされない時がある。

土居　ええ、その通りだと思います。

臺　しかし、健康概念からみると――健康概念というのは生活概念です――狂った状態というのは不健康である、と一般的に言っていいのではないかと思う。その一つの例として、先ほど、ロビンソン・クルーソーが、孤島で一人で狂った時の話を持ち出したわけですがね。

荻野　最初ね、ロビンソン・クルーソーが統合失調症になったら、と言われたんですね。

臺　そうです。

荻野　統合失調症になったら、統合失調症という疾患を患ったら、ということ……。

臺　だけど、疾患という言葉が出てくる前にですね、われわれが統合失調症と言っているような状態がたった一人の島で起こったとしても、やはりそれは不健康な状態であって、彼はロンドンには帰れないと充分予想されると。

土居　そういうふうに先生は判断するわけで、その判断はその判断なりに価値があるわけですけれど、しかし狂っているという概念自体は、ノルムがあって、ノルムから狂っているという、正常・異常の分け方ですね。たしかに正常・異常という相補的な complementary な概念は精神医学にずいぶん入っています。これと、健康・病気という complementary な概念は全く違うものです。この他にもうひとつ別に、善悪という概念があるわけですね。これも精神医学の中に知らず知らず入ってくることがあるのですが、以上三つの相補的概念は全然別のものであるということを私は言いたいのです。

臺　それはいいんですよ。不健康の中に病気があると僕は前に申しましたがね、全部が不健康、即病気とは言えない。

土居　不健康、即疾患と言えない、というのならわかりますけれど、健康と病気っていうのは相補的な概念なんだから、健康でないっていうのは……。

臺　そうじゃないの、健康と不健康は相補的だけれど、病気とは正確には相補的ではない。

土居　そうですか？　いや、まあ、先生の定義はそれで良いんですけれどね。私はどうも、健康と病気の二つを相補的な概念と見たいですね。その方が、話がうまくいく。そういう考え方なんですけれど。

吉松　臺先生が、ロビンソン・クルーソーを、もし狂ったらと仮定をされるのは、どういう、何をねらってそういう仮定をたてるんですか。

臺　統合失調症というものは判断概念じゃなくて疾患概念である。

荻野　実体概念イコール疾患とおっしゃるわけですね。

臺　そうです。

荻野　統合失調症は疾患であるという前提に立って……。

臺　前提じゃなくて、たとえば、ロビンソン・クルーソーが一人で島の中で統合失調症みたいな状態になった時に、まわりで何と言おうと、まわりの人の判断とは無関係に彼は統合失調症であり得る。

吉松　おそらくそうだとは思いますけれど、われわれの立場としては、目の前にいる患者をどう見るかということですね。だからロビンソン・クルーソーが医者にかからなければ、今言ったようなことはあまり意味がないような気がします。

臺　そうでしょうか。しかし、ロビンソン・クルーソーが狂ったら、おそらくフライデイとは共同生活をしませんね、そしてフライデイがそばにいなかったら、その後の危機を乗り越えることができないわけです。

吉松　だからロビンソン・クルーソーの生活史にとっては意味がある。しかし臨床医にとっては。

臺　でも医者はいないんだもの。

吉松　でも逆に言えば、医者がいるからこそ、臨床医学が出てくる。いろいろな判断概念が出てくるのではないかという気がします。

臺　だから僕の言いたいのは、医者が出てきて判断する前に、医者がいようがいまいが、ロビンソン・クルーソーが一人で島にいた時に狂った状態に、しかも病気で狂った状態でいるということがあり得るだろう、とこう言っているんです。そして、もし彼がそういう状態にあれば、生きてロンドンには帰れないと言っているわけです。

加藤　狂っているっていうことと統合失調症とは違うんでしょうね。

臺　ええ、いつも同じではない。

加藤　今の話、狂っているということと統合失調症であるということが混っているんですが。私がビルマで見たパラノイド・シツォフレニーが「狂って」いないんですよ。彼は村のリーダーなんですよ。この村の調査をやりましてね。彼を統合失調症だというのは僕が医者だからで、村の中ではこのリーダーは全然狂っていない。やっぱり狂ったというのと統合失調症というのは違った概念なんですね。で今おっしゃる通り一般に狂っているということと統合失調症ということが混同されているんですね。狂っていて統合失調症というんならわかるんですけれど。

臺　ええ、そういう意味です。しかしロビンソン・クルーソーは一人で島にいるんですから、誰も狂ったとは言わないでしょう。

加藤　あるいは優秀な人かもしれない。

臺　もちろんそういう孤独環境には、普通の人以上によく抵抗できるでしょう。そういうプラスの面があるとしても、彼は、その後の生活史を見れば、ロンドンには帰ってこられないだろうということは充分考えられますね。そういう意味で、狂って統合失調症であるという状態は、彼にとって不健康だろうとこういうふうに書いたことがあります。

土居　それは、イギリスに帰ることが幸福であるという前提のもとに立ってのことですね。

臺　今は幸福という問題は言っていないんです。前の文章にも書きましたけれど、幸福であることと、信ずることと、真実であるということとは全然違うことである。

佐々木　狂い方によっては世のため人のため、人類を済度しようとするつもりでロンドンに帰ってくるかもしれませんね。

臺　そうすれば、医者が診断論議を始めるでしょう。それからもう一つ土居さんの最後の症例についてですが、実際私もよく似たケースを持ちましてね。これは私の『精神医学の思想』に書いたケースなんですが、家族内病理とからんで中年で発病した妄想型の統合失調症の婦人なんです。七年間強い幻覚妄想状態があって、それがあることからすっかり治癒した状態になって、そして家族に対しても私に対しても、以前のことはすっかり問題にならなくなって八年間社会生活を普通に送っていました。その人ががよくなってから、がらっといっぺんに変わって、全然前の、十何年前と同じ状態を再現しました。それが、体の病気にかかって手術して、自分が死ぬんじゃないかという心配をずいぶんしたんです。そして私に対しては拒否的になるし、自分が精神病者だという、あるいは精神科病院に入院させられたという体験を持っているということは自分にとって耐え難いことである。今では僕を犬ころしと称している、そういう状態になってしまったのです。しかしなおアンビバレントで、何か具合の悪いことがあると僕に協力を求めてはきますが、治療の線に乗っからなくなってしまったんですね。

土居　そういう状況は一番クリーゼですね。患者の治療の上で。

臺　ええ。この症例はあなたが一番最後にお書きになった人によく似ていますね。あなたの患者にもあとで、また私が経験したようなケースと同じような出来事が起こる可能性は充分ありますね。

土居　もちろんありますね。ただ、私はそこで先生がおっしゃるように、生物学的な規定性がないとは言わないし、先生の言葉でいうと履歴現象ですね、記憶のあるパソロジーがあると、そういう見方は、私は成立すると思いますよ。それを私は否定するわけじゃないんです。ただ、どうも僕は先生の話を聞いていると、疾患だけが問題なんであって……。

井上　失礼してあと僕が質問したいんですが。

臺　どうぞ。

井上　先生のおっしゃる健康・不健康、そのインデックスは何ですか。

臺　僕の？

井上　はい。

臺　生活の——その人の持っている生活の可能性がフルに発揮できる……。

井上　そうすると、ソーシャルな意味ももちろん入っているわけですね。

臺　はい。

井上　それからカルチュラルな意味も。

臺　はい。

井上　それが入っているものだから、つまり土井君の言う医療の場における苦痛というものとはっきり分けられていないんじゃないんですか。先生は分けているおつもりでも。

臺　とおっしゃる意味は？

井上　つまり苦痛であれば、それはやはり不健康のひとつのインデックスですね。

臺　ええ、もちろんそうですね。

井上　で、不健康の場合にはそれはまず疾患の方へつながるわけですね。

臺　ええ。

井上　病気を必ずやるんですか。

臺　いえ、やるとは限りません、だって……。

井上　やるとは限らないわけですか。

臺　限らないわけです。

井上　限らないわけですね。

臺　医者の方が見て疾患だと思っていても、当人や家族は病気でないと思っている場合もあります。

井上　じゃあ、その、医者が見て疾患と考える場合のインデックスとは何かと、もう一回質問します。疾患と考える場合のインデックスです。

臺　それは生物学的規定性。

井上　ビオロギッシュなものですか。

臺　はい、そうです、私の意見では。

井上　ああそうですか、ではカルチュラルなものは入っていないわけですか。

臺　ええ、医学的に疾患という場合の必須条件にはですね。

井上　疾患ですね。

臺　はい。

井上　僕はそこがこの場での議論が混同されているところじゃないかと思います。土居君はもっぱら苦痛に対してまわりの人がどうリスポンドするかというところから出発しているわけですが、それが精神医療の本態であるということは僕もよくわかる。しかしそれであるからと言って、そこから精神医学という、臺さんのおっしゃる〝疾患〟を扱う学問は生まれてはならないとは僕は考えない。

土居　その最後のところはわかんないな。最後に、一つか二つひねったところをもう一辺説明して下さい。

井上　オーバーシンプリファイした言い方をわざとしているわけですけれど、つまり、われわれの議論は、二つの土俵で、別々に相撲をとっているという感じがする。精神医療という土俵と精神医学という土俵。そういう感じがするんですが。

土居　さあ、そうだとは僕は思わないな。僕はやはり、医学と医療ってのはそう区別できないと思う。ただ、私の言おうとしていることが臺先生のおっしゃることと画然と区別されることは、僕は疾患概念を迂回しているわけです。

井上　だからそれを僕は医療の土俵の上での相撲だと思う。

土居　いや、そうではないと思う。だって、医学があって医療があるんじゃなくて、医療と医学ってのは本来一つのものとして出発するんで、結局そういう医療行為の中から医学が生まれてくるんです。

井上　そういう順序ですね。

土居　ええ。

井上　だから医学は生まれたんだと……。

土居　それを否定はしないけれど、精神医学の場合に、身体医学的なアプローチで、現代の身体医学で出てくるモデルで、そしてそれに相当する疾患概念を精神医学に持ち込むことに私は反対はしませんけれども、しかしそれだけでは精神医学というものはつかめないと、それだけでは。むしろ、そうでない観点から臨床精神医学というものは作っていかなければならない、とこう言いたいわけ。

井上　君の言っている医学ってのは臨床医学ですね。

土居　そうです。だって臨床医学以外に医学はないような気がするんだけれど。あとは僕は補助的な学問だと思うんだけれども。生物学的なことにしても何にしても。

井上　まあどっちが補助的で……ということは二の次にしましてね（笑）

土居　その補助的っていうのは何も軽視する意味じゃありませんよ。ただ生物学的な方法が確立する以前にも医学は存在したんだから。現に。

臺　医療が存在したんだ。

土居　いやあ、そうではない。

井上　土居君の言うことはある程度はわかります。というのは、僕のペーパーで二面性ということを言ったのがそのことだろう。今言っているのと同じことだろうと思うのです。しかし医学というもののフィールドというか土俵が、まったく医療の土俵とアイデンティカルであるというふうに考えるのはやっぱり僕にはちょっと納得しがたいような気がするな。

土居　いや、臨床精神医学においては医学と医療がまさにアイデンティカルだと僕は思います。

井上　いや、そこにアイデンティカルなものが出てくる……。

土居　いや、出発点がアイデンティカルなんだ、方法論的には二つあるとしても。

井上　だからそのバックグラウンドは二つである。現に、歴史的な経過を見れば二つである。

土居　なるほど、そう言ってもいいかも知れない。

井上　そこの議論が整理されていないから、さっきのように混同が起こるんじゃないんですか。僕はその意味でエッセンシャルな質問をしたと自分では思っています。

土居　ええ、そう思います。ですから、何もここで議論を一致させることが必要なんじゃなくて、どこに食い違いがあるかをはっきりさせることが一番大事だと思うんです。誤解のないように言っておきますが、私は別にソーシャルモデルを出しているわけじゃないんです。私はメディカルモデルを出しているんです。メディカルモデルというのは本来こういうものなんだろうと、そこから生物学的な研究も出発したんだろうと……。そういうことを言いたいんです。

臺　僕は土居さんと嚙み合おうと思って医療と医学を分けたり、病気と疾患を分けたりしたんだけれど、それじゃ困るらしいね、どうも土居さんは。

井上　困らないんじゃないんですか。

土居　違っていてもいいじゃないですか。

臺　いや、もちろん違っていてもいいんだけれど。

土居　けんかさえしなければ（笑）

加藤　病人であるということと病気があるということとは同じことでしょうかね。

土居　病気であるということは病人であるってことですね。ただ、精神医学でいつも問題になるのは、例えば、性格が病気か病気でないかという問題がありますね。私はこれは非常にプラクティカルな問題だと思うんです。ある場合には病気として扱うことが良いわけです。

加藤　じゃあ病気があればいつも病人になる？

土居　なるわけですね。しかしある場合には、病気として扱わない方がいい場合があるんです。

加藤　そりゃ病人にならない。

土居　ならないわけですね。

加藤　しかし？　病気っていうのは？

土居　だから病気っていうのはどこまでも判断概念だと私は言いたいのです。

加藤　病人とされるものが実際にあるでしょう。

土居　病人はあるわけですね。ただそこで、実体概念としての疾患というものの存在理由がないとは私は言わないわけです。

加藤　土居さんの場合、現実に病人がいるのに、病気というものが別にあるように感じているのだから、結局、臺さんとそう違わないという感じがしてきます。

佐々木　今の質問――加藤先生のなんかと同じなんですけれどもね。この最後の例に対して、恐怖自体が病気なんだ、精神病の恐怖を除けば今あなたには病気はない、という、私たちも治療の場ではこう言いまわしますけれど、やっぱり妄想があって幻覚があるとなると何かひっかかって、心の中では別な診断名を考えながら……ということになってしまう。先生の場合はどうですか。

土居　さあ、私自身が狂っているのかもしれないけれど、私は本気で患者にそう言いますよ。

佐々木　本気ですか。

土居　そうです。

臺　これから先を見通した時に、この患者さんが、僕がさっき言ったような患者さんと同じような運命をたどる可能性が大きいと思うかね、思わないかね。

土居　まあ、この患者を先生に預けたらその可能性は大きい……（笑）

臺　実際そうなんだよね。ある患者さんの予後はどうだろうという時に、僕は、よく若い先生に「それは諸君の治療の仕方によって決まるだろう」と言うんだが、ここには教育的な意味がある。そして全力投球やってみますね。まあ、その全力投球にもいろいろの仕方があるでしょう。しかし誰が何をしてもその患者が、僕がさっき話したようなケースになったとしても、無理はないということはあるわけです。

土居　いや、どうも先生のいう全力投球がくせものです。それからさっき、先生にまかせたらそうなるだろうって言いましたけれど、じゃあ私がやったらこの人は再発しない、なんては思っていないのです。

再発する可能性もあります。まあ確率は私の方が少々少ないかもしれませんが。しかしそれにもかかわらず、臨床精神医学の立場では、この方がより治療的であるし、それは別に真実にそむいていないということでしょう。

臺　うん、それはいいんですよ。そのことと、あなたのさっきの患者さんが、また再発して、というかいろんな症状がバーッと燃焼して、どうにもこうにもならなくなる可能性があるということとは別なんですよ。たとえばその患者さんが、他のいろんな体の病気にかかったりなんかするわけですよ。あるいはいろんな僕に言わせれば、偶縁的な出来事にぶつかるわけです。その時に、あなたの関与することのできない部分で、彼女が破綻することは充分あるわけです。その破綻の可能性がどのくらいあるだろうという予測の問題なんです。その予測は、あなたのいう治療的な態度と関係なしにあるんです。その面が疾患的な特性とこう言うんです。

土居　そうすると、それは運命的ですね。

臺　そう、島崎流に言えば運命でしょう。宿命とは思わないです。

土居　うん、まあ、ですからね、その疾患概念を持ち込まれることに関して私は反対しません。しかし疾患概念にこだわることは間違いだと思うし、それから疾患概念をおあずけにしても臨床精神医学というものが学問的に成立し得る、と私は思う。

臺　そこが違うんですね、あなたと。僕は、おあずけにするということができない。あなたのこの論文に関する限りは私は妥当だと思うんですが、その患者さんのこれから先を予測した時に、すべて、土居さんの言われたことで話はつきますまいと言っているわけです。

土居　めでたしめでたしというふうにはなりませんよね。

臺　なぜそうなんだろうと考えたいと思います。どうもたいへん時間をとってしまいまして……。

精神衛生の実践面から
――病院以外の場で、ケースや家族と接して

佐々木雄司

1　はじめに――私の立場

「精神衛生の実践面から」というテーマを与えられ、正直なところ困惑した。「精神衛生」くらいあいまいな概念は少ない。私は最近、看護学校や保健師学院の学生に講義をはじめる前に、「精神衛生学」のイメージについて原稿用紙一、二枚、自由に書いてもらうことにしている。彼女たちは、精神医学の基礎知識はすでに得ているはずであるが、集まってくるレポートは、まさしく百人百色である。

私はここ数年来、精神衛生センターに勤務して、確かに、「臨床精神医学の実践」とはかなり異なった「精神衛生の実践」を行なっている。しかし、このテーマのままではあまりにも漠とし、かといってそれを「地域精神衛生活動」と置き換えても、今度は雑多なイメージがつきまとう。そこで私は日常活動として漠とした「精神衛生」を実践しているのは事実であるので、与えられたテーマはそのままに、サブタイトルを付して今回の私の立場を限定して、最近の私の頭の中を占めている問題を提示することにした。したがって、以下の小論は、病院以外の場で、(1) ケースと直接に接する時、および、(2) 保健

所などに対する技術援助を行なう時の基本理念ということになる。

2　実践の場で――問題提起

1　ケース援助にあたって

A子：一八歳・女・高二

父母がA子を連れて「診断書がほしい」とセンターに来所した。父母ともかなり怒っている。高校の担任教師から「最近オカシイ。何でもないという診断書をもらってくるまでは登校させるな」といわれたという。教師がいうのには、二カ月ほど前から、頭が重いといって頻々と保健室へいく。倒れてタンカで運ばれることもある。頭が重いといいながら笑っている……と。両親がみたところでは、家ではまったく変わったことはないという。

本人の様子は、かなり肥えていて七二キロ。コンタクトはよく礼容もあり、異質な印象は受けない。ただ、事態をさほど深刻にうけとめていない点と、全体としてやや平板な点が気にかからないでもない。〝発作〟の具合をきくと、まず前頭部がガンガンし、次いで顔が熱くなり、息が荒くなる。そして全身、悪寒におそわれたようになるという。今月に入ってから六回も起こった。いつも学校でだけ起こる。本人は、文化祭や試験などの過労と食生活の不順によると理由づけしている。

父母によれば、出産は九カ月。二五〇〇グラム。安産。四、五歳までは熱痙攣が頻発した。成績は上。ただし、今学期は、こんなことがあったので若干下がっている。落ち着いたしっとりした性格だという。

私がセンターに勤務して間もない頃に遭遇した、診断の難しいケースである。二、三の診断名が私の脳裡をかすめたが、私としては、診断書は、せめて脳波検査の後に書きたかったので、一〇日後の検査日に予約した。ところが、検査の二日前、母からセンターに電話があり、「別な診療所で診断書を書いていただきましたので……」と、キャンセルしてきたのである。もちろん、優秀な臨床医ならキャンセルされるなどというミスは犯さなかったであろう。しかし、当時の私の眼前には、妙な〝発作〟があり、確定診断のつけ難い〝患者〟がいたのである。その他の状況は霞んでしまっていた。

2　保健所精神衛生活動の援助にあたって

保健所を中心とした地域精神衛生活動は、法改正以来八年を経過したが、まだ軌道にのったとはいえない。またその評価も、激動する精神科医療を反映して「精神医学の第四革命の旗手」としての期待から、「地域治安管理体制」としての手厳しい批判までさまざまにわかれ、未だ確立していない。私は、保健所におけるマンパワーや予算の不定も、行政機関としての限界も熟知しているつもりである。したがって、精神衛生活動に対して積極的か否かをもって保健所を評価しようとは思わない。

では、実際に保健所に関与して、私たちを戸惑わせているのは何であろうか。今回は二点を挙げるにとどめるが、まず、〝姿勢〟を特記せざるを得ない。保健所にしみついている〝オカミから住民に施してあげる〟といった旧き役所の体質である、一例をあげよう。保健所で次のような要望をよく耳にする。「精神科病院からの入退院届を、早くきちんと保健所へ廻してほしい」「管内ケースがあったら報せてほしい」と。管内の、あるいは担当地区内のケースの存在を〝把握〟しておくことは意義なしとはしない。しかしそれが、ケースに対していかに還元されるというのであろうか。〝把握〟したら〝管理カード〟

に記して〝登録〟し、保健所で必要性を感じた時に、ケース側の〝個〟の事情とは無関係に〝統合失調症〟〝アル中〟などと画一化されて、家庭訪問その他の形で接触を開始する……といったパターンしか、私のイメージには浮かんでこない。その保健所側の必要性が、「保健師が精神衛生の講習会を受講してきたから」はまだしも、「家族会の結成が流行になってきたから」「国体の開催が間近いから」「特別対策都市に指定された予算を消化せねばならぬから」というのではケースも浮かばれない。しかもその接触が、〝ケース側から感謝されるのが当り前〟といった構えのもとに無造作に開始されたのでは、〝地域治安管理体制〟としての批判を浴びてもやむを得ない。そのくせ「結核だって、偏見の強かった時代には、入り込むのにずいぶん苦労したんですよ」と強調される。苦労したということは、強引にということとイコールではないはずである。いったいこの時代には、〝介入〟に関する技術論・方法論は開発されなかったのであろうか。また精神医学の奈辺が、このような〝個〟を軽視した強引なアプローチを助長しているのであろうか。

次に、こうした〝姿勢〟に拍車をかけているのが、中途半端な〝知識・技術〟である。一例として、「生活臨床」理論の誤用をあげよう。私宅監置されている荒廃した統合失調症の女性を前に、「色か、金か、名誉か」と首をひねっている保健師……これは、微笑ましい。しかし、〝統合失調症に関する知識を得た〟とて、管理カードから無差別に統合失調症ケースをひきだして介入し、しかもその初回訪問で〝色が弱点〟と〝診断〟してお説教を始めるとなると、これは笑ってはすまされなくなる。私は、もちろん、生活臨床をはじめとする技術論を、地域活動の有力な武器として、きわめて高く評価している。しかし、まれには、生活臨床の真の理念が理解されず、〝個別性〟が薄められてパターン化されたものとして、表面的に模倣され、こうした弊害を生んでいることも直視せざるを得ない。これは、生活臨床理論が、〝統合失調症の生活特徴〟といった〝疾病〟に対するアプローチとして画一化されて理解され浸透したことに、かなり起因しているように思われる。

3　基本理念は何か

保健所を中心とした公衆衛生活動が、伝染病対策ごとに結核対策に果たした功績を認めるに、私もやぶさかではない。しかし〝熱意・善意の押し売り〟や〝管理思想〟で成功し得た最大の要因は「結核を治せるようになったから」ではなかったのだろうか。結核が病因論・治療論をも含めた明確な疾病単位として確立され得たという、重大かつ単純な要因が看過され、〝地域管理〟の形式的な方法論だけが残ったとしかみなさざるを得ない。私は〝管理〟〝介入〟を悪だときめつけているわけではない。もちろん、住民側からの支援要請がスムースに起こってくるまで啓蒙普及教育が徹底すれば、結核や精神障害に限らず〝介入〟の必要もなくなる。が、現状では望むべくもあるまい。また、臨床からこぼれがちなケースを対象として捉えねば、公衆衛生としての役割も果たせまい。しかし実践にあたっては、公衆衛生サイドではとかく軽視されがちな〝個〟の重要性が、あらゆる意味で再認識されねば、とうていその発展はのぞめない。

では、単に「慎重なアプローチを」といった警告や姿勢論としてでなく、把握ケースに対する無造作な介入や、A子に対して私の犯したミスを防ぐための技術論・方法論は奈辺に求め得るのであろうか。自らをいましめ、他にも普遍可能な基本理念は何であろうか。私は、現在それを、illness（疾病性）を超えた概念としての caseness（事例性）に置こうとしている。ただし、私の考えている caseness とは「そのケースが、誰によってなぜケースとして浮かび上がってきたか」を重視した捉え方としてであるが……。

3 Caseness 概念の導入

1 A子の処遇に対する反省

通常、臨床精神科医が病院で接するケースは、ごくまれな例外を除けば、当然のことではあるが、診断・受療といった本人または家族の意図が、かなり積極的で明確である。センター・保健所など〝病院以外の場〟で接するケースは、これと対照的で、いろいろな意味で専門病院を利用する条件を満たしていない場合が多い(1)。この時のニードは漠としているか潜在している。A子の場合は、まさにそれであり、「診断書」は、単に言葉の綾にすぎなかったのであろう。caseness の視点に立てば、A子は、教師によって登校を拒絶されたから両親に連れてこられたのであり、確定診断を求めにきたわけではあるまい。まず、登校できるような処置こそ、彼らには必要であったのだろう。教師に対する電話、または「登校は差支えあるまい」との〝意見書〟が、焦眉の急だったのであろう。確定診断や治療は、そのあとで講ずべきケースであった。こうした視点は、臨床精神医学においても当然要求され実践されているはずであるが、より一層、意識化・技術化されるべきだと言えよう。

2 保健所活動の援助に――佐々木・山本の小論(2)をふまえて

B保健所(埼玉県西部に位置し、R_5型、管内人口約八万、保健師四名)に対して、私たちは四七年一〇月より半年あまり、定期的・継続的に関与する機会を得た。そこで、数年来の保健所活動のありのままの姿を、マクロ（数的処理）とミクロ（事例研究・同伴訪問など）の両面から捉えてみた。とくに「相談群」（表1）をとりあげて検討したが、手がかりとしては、精神医学的診断よりも、相談にいたった「経路－動機」と「状態像－家庭的社会的状況」をより重視した（表2・表3）。すなわち、caseness の視点に立ってみたわけである。

①「相談群」のうちでは「近隣群」への支援はもっとも困難であり、事例研究会でも提出事例の過半数をしめた。医療に対する不信不満・問題の慢性遷延化・家庭内での低レベルでの安定・家族機能の欠如傾向などの特徴は、「家族群」との対比という matched pair を加味した手法によって、より明確化された。

たとえば、生理の始末もできずに寝たきりの二九歳のC子（近隣からの相談）、身の廻りの始末もできずに棒杭のように寝ている五三歳のD子（娘からの相談）という、年齢の差こそあれ、ほぼ同様の状態像（III）を示している統合失調症の女性に対して、精神衛生活動に適性のある同一保健師が支援したところ、医療ルートにのせるまでに前者は一年二カ月、後者は四カ月という差をみた。これらの支援過程や家族の比較により、近隣群の特徴が明確化されるとともに、「誰によって」「何故」といった視点の意義が意識化され、それがアプローチの技術的な手がかりともなることを、容易に提示し得た。すなわち、「陳旧性統合失調症」といった視点よりも、「近隣から相談を受けたケース」「娘から相談を受けたケース」といった視点が、より実際的・有効的といえる。

②保健所活動にあたって、近隣群と家族群の差より、さらに重視せねばならぬ重大な差は、より上位分類の、相談群と申請把握群の差である（表1）。申請把握ケースとは、三二条・入退院届・鑑定書類

精神薄弱	保留	その他					計	
		総数	精神障害中毒性	性格異常	神経症	その他		
3	2	10	5	3	2	0	53	
3	1	12	6	2	4	0	87	
20	0	76	24	9	29	14	248	335
26	3	98	35	14	35	14	388	

に治療歴のないケース

本人	家族	近隣	計
3 (2)	3 (1)	6 (1)	12 (4)
3 (1)	7 (1)	2 (2)	12 (4)
0 (0)	2 (1)	3 (2)	5 (3)
0 (0)	10 (5)	4 (3)	14 (8)
0 (0)	6 (2)	4 (1)	10 (3)
6 (3)	28 (10)	19 (9)	53 (22)

表1　全ケース——診断と把握経路大分類（S44.4～S47.8）

経路別 ＼ 診断別		精神病 総数	統合失調症	躁うつ病	てんかん	脳器質性精神障害	その他の精神病
相談群	具体的な相談が保健師に持ちこまれ、支援したケース	38	26	5	4	1	2
申請把握群	具体的な相談以外の要因によって保健師の支援が開始したケース	71	60	4	3	1	3
	支援が保留されているケース	152	109	24	8	11	0
計		261	195	33	15	13	5

表2　相談群——経路と状態像～家庭的社会的状況　（　）内は再掲：相談受理時まで

状態像～家庭的社会的状況 ＼ 初回相談者別
I.　仕事・学校・家事など支障なし～支障はあっても多少の役割を果たしている
II.　自分の身のまわりの始末はできる
III.　身のまわりの始末もできぬ
IV.　家族に具体的な被害・迷惑を与えている
V.　他人にまで、具体的な被害・迷惑を与えている
計

精神薄弱		保留		その他								総計	
				中毒性精神障害		性格異常		神経症		その他			
			1				1						3
		1				1						12	3
													6
									1				3
1		1	1			1	1	1				12	7
	1												2
1												5	2
	1												3
1	1			5	5	1	1	1	1			14	10
													4
												10	6
													4
			1				1		1				6
3	1	2	1	5	5	3	2	2	1			53	28
	2												19

表3　相談群——詳表（診断との関連）

診断別／グループ別		精神病									
		統合失調症		躁うつ病		てんかん		脳器質性精神障害		その他の精神病	
I	①　本　人		1								
	②　家　族	8	2			1				1	1
	③　近　隣		5				1				
II	①　〃		1								1
	②　〃	7	5							1	
	③　〃		1								
III	①　〃										
	②　〃	3	1					1	1		
	③　〃		2								
IV	①　〃										
	②　〃	4				2	2				
	③　〃		4								
V	・　〃										
	②　〃	4	1	5	5	1					
	③　〃		3				1				
計	・　〃		2								1
	②　〃	26	9	5	5	4	2	1	1	2	1
	③　〃		15				2				

などによるもので、caseness の視点から表現しなおせば、たとえば、「三二条という制度が、保健所を経由するというシステムになっているから、ケースとして浮かび上がってきた」というわけで、そこには、保健所に支援を求めるといったニードはどこにも顕在していない。したがって、その群へのアプローチは、とくに慎重になされねばならぬことは自明であり、それをいかに強調しても、しすぎることはあるまい。

このように、caseness の視点に立つと、前節2での問題に対しても、姿勢論としてのみでなく、比較的平易な技術論としての展開が可能となる。すなわち、地域保健計画に当り、統合失調症対策・アル中対策といった形の疾病分類によって、ともすれば画一的・管理的なアプローチが行なわれがちである。実践に際して caseness の視点がより重視されれば、こうした傾向もかなり防げるはずである。

4 おわりに——caseness をめぐって

ともすれば〝疾病論〟〝診断学〟に傾きすぎがちなわれわれ日本の医療畑の者、ことに精神科医にとっては、前節で述べたように、caseness は、少なくとも、地域活動に際して有効な視点を提供してくれそうである。

私が caseness という言葉にはじめて接したのは、加藤(3)によってであった。わずか一、二行の記載であったが、当時、一斉調査にうつつを抜かし、都センターにとびこんだばかりの私（一九六六年九月）にとって、caseness は、case-finding という意味で、快く新鮮に響いた。後日の加藤の説明によると、同年三月、ホノルルで行なわれた the Conference on Mental Health Research in Asia and the Pacific での A.H.

Leighton のスピーチ[4]からヒントを得たとのことであった。情けないことに、私もその conference に出席していたのであるが、語学・精神医学両面の貧困さから、脳裡にとどまっていなかった。その後、Leighton に照会して送付してもらった文献[5]などによると、〝疾病のなかでの重さ〟といった意味に使われているようである。加藤によると、'caseness' は、まだ国際的に通用しない新語で、case-finding と置き換えられてしまうことが多いという。とすれば「illness に対応する概念」とだけ規定して、当分は自由に我流に日本化して利用しても差し支えない時期といえるかもしれない。ともあれ、「精神衛生の実践」の場にある私にとっては、「疾病概念」の存在は、メリットよりデメリットが目立つといわざるを得ない。実践の中から caseness 概念を明確にしていくことが、私の今後の課題となりそうだ。

文献

(1) 佐々木雄司「精神障害者の家族に対する接し方」(保崎秀夫・原俊夫・平井富雄編)『精神科治療学』金原出版、一九七二年。

(2) 佐々木雄司ほか「B保健所の精神衛生活動に関与して——近隣からの相談によって保健婦の支援活動が開始されたケースを中心に」四七年度埼玉県精神衛生センター所報、一九七三年。

(3) 加藤正明「疫学と地域精神医学」精神医学、八巻、七九六頁、一九六六年。

(4) A.H. Leighton,Cultural Relativity and the Identification of Psychiatric Disorders, in *Mental Health Research in Asia and the Pacific* edited by W. Candill & T.Y. Lin, Honolulu. East-West Center Press, 1970.

(5) A.H. Leighton, Validity in Mental Health Surveys. *Canadian Psychiatric Association Journal*, Vol. 11, No. 3, May-June, 1966.

佐々木　私たち地域活動の第一線のものにとっては、疾病概念とかどうのこうのということより、それ以前の問題としてもっとケースネス的な概念で動かないと動けないのじゃないか。疾病概念というものを真正面から考えられる立場にある方々が、非常にうらやましいという感じがするわけです。

井上　保健所での統計で、診断はカッコに入れたほうがよかったというか、もっと正確にいえば、保健所の統計は診断を最初に出しても役に立たないといったほうが正しいんじゃないですか。

佐々木　役に立たないというより、むしろ害があるんです。

井上　統計の上で……。

佐々木　統計というより実際活動で。

井上　A子に関して害があるといわれるわけですね。それで保健所の統計においても害があるんですか。

佐々木　統計じゃなくて、実際活動、あくまで実践面ということで……。たとえばどういうことかといいますと、保健所というところでは、時々こういうことが起こってしまうんです。たとえば今年度は精神衛生に力を入れて仕事をしよう、というふうな意見統一がもしできたとします。そうすると、じゃ統合失調症を対象にしてやろうということで、統合失調症ということでバーッと命令が出ちゃうわけです。そうしますと、統合失調症の中にもいろいろあるわけです。たとえば相談にきた統合失調症もあるし、五年前に退院して保健所に退院届が保管してあってわかっている統合失調症もある。その人は現在結婚して子供もできて、治療にも通っていない、全く治っている。それがみそもくそも一緒になっちゃって、統合失調症ということでワーッと仕事が始まる、ということが起きてしまうわけです。

井上　そうすると、最初に統合失調症をやろうという枠があるから、その枠が害をおよぼしたということですね。
佐々木　そういった疾病概念というものが医療畑出身のものにはすぐ頭に浮かびますから。むしろそうじゃなくて、たとえば三二条申請のケースとか、たとえば相談にきたケースをやろうということが先にきまり、そのあとで統合失調症を考えればいいんですけれども、なかなかそうはいかない。
井上　最初に統合失調症とか何とかいう、そういう診断を出しても役に立たない、ということなんでしょうか。三二条とかいうような、あなたのおっしゃるケースネスですするほうがよい。
佐々木　いや、役に立たないんなら、私かまわないんです。人畜無害ならいいんですけど、害になっちゃう。
井上　繰り返しますけど、枠がはめられるから害になるんじゃないですか。精神障害者の対策をやろうというようなときに、害になりますか。
佐々木　なりかねないんです。
井上　どういうことですか。
佐々木　ということは精神障害者の対策としますと、まず診断名で考えられるでしょう。
井上　いや、それを考えなければ……。
佐々木　ところが、保健所では往々にしてそう考えられるわけです。いくらストップかけようと思ってもなっちゃうわけです。
井上　そうすると、診断をつけることに害があるのじゃなく、保健所のやり方に害があるわけですね。
佐々木　そうです。なまじ診断名があるために、一括されてしまって、個々のケースの差が埋もれて、保健所を妙に突っ走らせてしまうことが起こりうるということです。

加藤　精神衛生相談をやっていますと、これは重要なことですが、相談ケースと臨床ケースとあるんですね。相談ケースというのは何かというと、なにか問題を持ってくるんです。それには精神障害に関係あるのもあるし、ないのもある。これに対して臨床ケースというのは病気という観点からみた判断です。だから、たいていのケースが二つの診断がついているわけです。このことがいまの問題と重なってくるわけです。そこで相談にきたケースの問題点をみつけてその問題を解決するのが一番のメドだと思うんです。この見方から、ケースネスということが問題になる。ケースでなくなればくる必要がなくなる。だから、ケースでないようにすることが仕事になってくる。それはイルネスの立場から統合失調症そのものをどうするということでなくなってくるこの点が、一般の医療機関よりもっと強いと思うんです。

私が、これは使えるなという感じがした最初の動機はそこにあるんです。だけどレートンが使ったのは、スターリンのカウンティの調査の時ですね。扱った事例をどこから有病率根拠にするかはっきりきまらないわけです。それでどこからをケースにするかということで、コンピュータを使って、身体的社会的いろいろなチェックを使いまして、三カ月チェッカーをトレーニングした。私もこれを聞いたときにさっそくコンピュータのアイテムにするからそれを送ってくれといったら、いやこれはおれのところにきて勉強しなきゃ出さないという。三カ月間チェッカーをトレーニングしまして、そして、そのスターリンカウンティの出てきたケースを、それが統合失調症であってもどこからきるか、つまり、アクティブ・インアクティブというケースの差が昔からいわれていますけれども、あれをくわしくするためにコンピュータナイズしてやるということだったのです。それで、これはもう少し広げれば相談ケース対臨床ケースという問題の、もう少し片方の見方が見られるのじゃないか、ということで、ケースネスという言葉をレートンとは違う意味で提案したわけです。

臺　いまの佐々木さんのお話に関係するのは、私の概念規定でいえば、生活の不健康（ill-health）ということ、それから病気（illness）ということ、なんです。だから疾患（disease）までいってないんです。先ほど土居さんが不健康即病気というふうにいわれたのに対して、僕がそうじゃなかろうといったのは、このケースネスに関係する出来事です。佐々木さんのところにくるのはいろいろなことでくるんでしょうが、そのときに生活不健康という形で一番大きくとらえて、その中に病気というものがある、という考え方が必要なわけですね。でも不健康というのはことばが悪いかもしれませんね。西丸さんなんかは「心理困難」ということばを使いましたね。生活困難というと、なにかお金がないように聞こえて変ですが……（笑）

土居　まあ、「問題」ですよね。

臺　そうですね。「問題」ですね。

加藤　そうすると、学校の先生が問題にしたのか、福祉事務所が問題にしたのか、というふうに段階があるわけですね。それでプライマリーケアといっても、実際は、（疫学をやっている人はよくいうのですが）リソースがいっぱいできていきますと、どこからケースなのか。学校の先生が問題にしたら、もうケースになるのかそれをはっきりさせる必要がある。センターにきたからケースになるのか。ここでおっしゃっているのは、埼玉県のセンターにきてからケース、ということですね。

佐々木　ええ、われわれにとってのケースという意味で……。

臺　けれども、その問題が本質的に一番困難なのじゃなくて、そういうものがいろいろあるということをのみ込んだ上で、それを適当なところにさばくことができれば片づく問題ですね。

加藤　それは、一元的にはいえない、いろいろなファクターがからみ合っているわけです。ですから、先ほどおっしゃった、からだの問題もある、親の態度もある、学校の先生の考え方もある、そういうものを全部コンピュータナイズしてやろうというのがレートンの考えです。いろいろなものをみんな突っ込んで、出てきたものの段階づけをいろいろな次元でみていく。ですから、佐々木さんのところではセンターにきたというところでとらえているわけですけれども、ケースネスというのがもっと広がってくれば、学校の先生のところの段階でとらえるとか、いろいろなファクターが入っちゃうんですね。

先生のいわれた不健康というのは病院へきたものをいうわけですね。

臺　いいえ、家庭なり、本人なり、近所隣りなりで少し変わっているとか、困っているとか、そういうのを一まとめにした一番大きな枠組みとして生活不健康というのを考えていたわけです。集団の不健康といった場合もあるでしょうし、個々のケースの不健康もあるでしょう。

加藤　たとえば精神衛生センターにおけるケースネス、それをさらに世の中へ広げていくと歯止めがないわけですね。

臺　歯止めなんか、別につける必要ないんですよ。

加藤　このケースにはどうしてあげればよいかという目標がちがってくるわけです。

臺　だから、そういう中からたとえば佐々木さんのところにきた人を問題にすればいいわけで、その中に一般では病気といっている人もあるし、A子さんのように、病気じゃないんですか。病気なんですか（笑）。

佐々木　判らなかったんです（笑）

臺　A子さんのような人もあるんですね。西丸さんが〝困難研究所〟という看板出したら、おばあさんがきてさんざん困難を訴えた、そしてどうか私の娘におむこさんを世話してください、といったというんですね。これもケースですね。

土屋　いま問題になっていることと関係があるんだけれども、私これを読んでまたこの発表を聞いて、感ずることは、佐々木さんは臨床医学というものではどうも不十分である、それを超えたところに問題がある、そこでケースネスという概念などもつくってこられたんだけれども、たいへん失礼ないい方をすると、私はむしろあなたが精神衛生センターに入って初めて臨床家になったんだと思う（笑）。どんなケースでも、結局だれがつれてきたのか、だれがそこで何を感じてどういうことを訴えてきたか、ということが臨床の場合最も大切なことなのであって、決して疾患名をつけることではないわけですね。これは臺先生に関係ないわけですけれども、従来の臨床医学が疾患概念にあまりとらわれて、疾患を診断することがイコール臨床医学だと思ったのがたいへんな間違いなのであって、あなたもそういう教育受けられたのだけれども、幸いに精神衛生センターにいったおかげで臨床家になった（笑）、たいへん失礼だけど、私の最初の印象はそうですね。

加藤　病院にいらっしゃると、病気とケースのズレが、わりにはっきりしていると思うんですよ。ところが病院から出ると確かに佐々木さんのおっしゃるようなことが多い。私も病院から研究所へ行ったとき、これは一体どうしていいんだかさっぱりわからぬケースが増えたように思います。

土居　私はそっちを経験しています。私は聖路加病院にいましたから、患者はまず社会事業部に、わけがわからなくてともかく困ってくるわけなんですから。その点で私は皆さんと違います。もし精神科病院に私がいたならば、こういう経験はあまりしなかったかもしれないけれども。もちろん、自分は病気じゃないという診断を書いてくれといった人にも少なからず会っています。私がいいたいのは、これこそほんとうの臨床なのであって、臨床医学をこえたところにあなたが出てきたわけじゃないということです。むしろ初めて臨床にぶつかったんだ、と僕はこういいたい。

それからここでもう少し我田引水やると、たとえばあなたはA子の失敗の問題をいっているけれども、それはいまの伝でいくと、結局、疾患診断にとらわれたところが悪いのであって、一体なぜ親が腹がたったのか、精神病ということについての親たちの先入観もあるし、そういうところから入っていくべきだったと思う。一体どういうふうに学校の先生にいわれたのか、しかし精神病でないとあなた方は思うのだろう、というところから入っていけば、彼らの病気についての観念をさぐることができた。そうすればこれはりっぱな臨床的カウンセリングになったとこう私は思うんです。

佐々木　ええ、そのとおりです。

土居　ですから、もちろんケースでいいんですけれども、しかしこれは何も特殊なことではなく、すべてくるのはケースで、センターにきたってケースだし、私のところにきたってケースなんで、すべて一つ一つケースなんです。そのケースを扱うことこそほんとうの臨床だということを僕は一番いいたいわけです。

佐々木　ほめられてるんだか、けなされているんだかわからないですね（笑）。たぶん、けなされたんだろうと思う。いつでもけなされてるから（笑）

土居　そんなことはない。

佐々木　だけど、ほんとに病院だったら、加藤先生いわれましたけれども、おそらく逃げなかったろうというふうなケースが逃げちゃう。その辺が病院以外の場というのはやっぱりアクロバットだというふうに感ずるんです。

土居　さあ、アクロバットかなあ。僕はどうも君がそういう時に言外に秘めているネガティブな感じが気になるな。それこそほんとうの臨床だと思うからです。

佐々木　かなりアクロバットな面があると思う。ですから、病院へ帰ったらずっと楽だろうというふうに思うんですね。

加藤　なんとなく病気のルールが守られているんですよね。そしてくる人自身がセレクトしてきていますから、要するに土居先生はまあ口が悪いんですよ（笑）

土居　いや口の悪さの問題ではない、これがほんとの臨床だといっているのです。

加藤　それからもう一つは、保健師を教育するときに、わかりやすいことばでいうということが必要ですね。

土居　ものすごく必要ですよ。

加藤　ですから、その意味で佐々木さんがおっしゃったわけですね。

臺　生活臨床についてのおもしろい話が出ましたけれども、生活臨床を東村だとか、境町だとか、しっかりした保健師活動の地盤のあるところでケースネスの段階を通りこした一歩進んだ話をしているのが、講習会などで表面的なことだけを見て、たとえば中沢さんの保健師のための「一〇〇カ条」を教条的に受けとるために失敗が起こる。講習を受けたり見学にきた人に、その点についての注意を欠いたということがいくつかの失敗のもとなんでしょうね。

佐々木　私、その辺のところもちょっと書いておきましたけれども、やはり「統合失調症」の生活特徴というふうな形で、要するに「疾病」に対するアプローチというふうな形での浸透が生活臨床の場合、非常に誤解をまねきやすいというふうに思うんです。

土居　そうかしら、僕はどうもさっきの話聞いてると、やはりそうでないような感じがするな。もちろん、そういう理解もできるけれども。生活臨床を実際におやりになっていらっしゃる方の場合、たとえば僕は江熊さんの論文などを読んで非常に感心したし、いい仕事だと思ったんですけれども、一たん患者との間にあるラポールができてからならば、たとえば金銭とか色とか名誉とか問題にしていいんだけれども、そうでないところでやれば、結局さっきの失敗じゃないけれども、非常にモラリスティックになってくるんですね。ほんとうに病気をみてるのか、治療してるのか、道徳的な判断を下しているのかわからなくなってしまう。そこに私は問題があるのじゃないか、というふうに聞いたけれども……。

臺　私、自分の話の中で、群大精神科での生活臨床は統合失調症の治療を究極目標とはしていても、当面の目標とはしないといいました。その自覚が群大の諸君にやはり少なかったと思うんですね。病者の生活をより健康に近づけることが目標だったんです。だから、これが「臨床」ということばの上に疾患への治療の関心が濃厚ににじみ出ていると書いたのは、そういう意味なんですが、患者に接近する場合の手続きの上で、そして保健師さんたちにいろいろ生活臨床を説明するときに、それに対する考慮が不足したのはそういうことと結びついているように思いますね。

吉松さんのお話は、僕には生活臨床の人たちの考えとほとんど変わらないように思えるんですね。吉松さんは、江熊さんのこと全然おっしゃらなかったけれども、非常によく似てると思うんですがね。

土居　江熊さんは非常にいいセラピストですね。僕は実際の場面を見たことありませんけど、書かれたものを読んでそう思います。

佐々木　荻野先生に伺いたいんですが、どうも日本のコミュニティ精神医学は先生の位置づけと違った形ですね。むしろ、反精神医学運動の連中からはやっつけられている。いわゆる、地域精神衛生活動やってる連中の位置づけは、日本ではかなり違うような感じがするんですが……。

荻野　日本ではコミュニティというのはないんじゃないですか。

佐々木　コミュニティということばを使う使わないは別として……。

臺　羽仁五郎さんもそういうけど、どうしてそういわれるのか見当がつかないな。

荻野　いや、つまりクランケにとって地域精神医学という場合……。

臺　いや、だってあるコミュニティと地域と違うでしょう。

荻野　いや、僕はコミュニティがないんじゃないかといったんです。それをコミュニティを地域と訳して、地域精神医学という活動と、たとえばイギリスのコミュニティ精神医学やセラピュイックコミュニティ、そういうものと違うのじゃないかといわれたから、僕は地域とコミュニティと違うのじゃないかといったんです。そしてこの意味で日本の地域精神医学の場合には、たとえばイギリスでクランケが認めるようなコミュニティはないのじゃないかと考えるわけです。

臺　それは場所によって違うんでしょう。たとえば東村なんかは地域とコミュニティはかなり結びついてると思うし、東京じゃなかなかそうはいかない。

荻野　その場合は佐々木さんがいわれたような問題は起こってこないと思うんです。僕がいいたいことは、やっぱりクランケにとってのコミュニティでなければいけない。精神科医にとっての、自称地域精神医学者にとってのコミュニティではだめだ、ということですね。

佐々木　まだ、ちょっとズレがあるようです……。荻野先生は、精神科医療の混乱とか、疾病概念の混乱という問題に対して、きれいにまっこうから切られたわけですけれども、そのロジックを展開されてる中で、いわゆる反精神医学運動というふうな形の流れの中の一つとしてコミュニティ精神医学をとりあげておられる。

荻野　そうです。それはクランケを排除するコミュニティは治療共同体とは言えないと思うからです。クランケをより治療できるようなコミュニティを治療といっているんです。そういうセラピュイックコミュニティというのが当然あるはずで、それをつくろうとする運動は思想的には従来の精神医学にアンチである、という点では少なくとも一致すると思うんです。

佐々木　そうすると、先生がいわれてる意味でのコミュニティ精神医学というものは、日本ではいわゆる烏山なんかで野村先生とか、そういった人たちがやられた、ああいったものということになりますか。それでわれわれがやっているのは違う次元のものだと……。

荻野　いや、そういう意味では……。どこが違うんですか。

佐々木　なんか、われわれの立場というのは先生の分類によると、むしろ伝統精神医学的な立場に立っているような気がするんです。われわれというのは現在のセンター族といった意味で……。

荻野　だけど、ケースネスということから出発すると……。

佐々木　違いますか。なんというか、少なくとも今回のワークショップがもたれた理由の一つたる、概念の混乱とか、精神科医療の混乱とかいうような意味での反精神医学運動とは、私たちの動きは全然違うと思うんです。

荻野　そうですね。

佐々木　それで、先生がいってるような反精神医学運動をやっている人たちは、私たちの動きに対しては非常に批判的で、地域治安管理体制だ、といっている。ですから、先生の書かれたことは、世界の動きとか、英国の動きの中ではわかるけれども、日本の中ではよくわからないということになってしまう。

荻野　先生がそういう地域精神医学ということをいっている人たちから批判される、という経験があったとしたら……。

佐々木　しょっちゅうあります。

荻野　一つには、そういう社会精神医学とか地域精神医学という立場が、臨床から遊離している場合、そういうことが考えられるわけですね。つまり、そこで一人一人のケースが問題にされているかどうか。患者の人権一般、そういうことが問題にされている場合は、その問題にすること自身をとやかくはいわないけど、臨床精神医学からは遊離していますね。そういうことが一つあるかもしれないですね。

もう一つは、たとえば先生が地域治安管理体制といわれたという場合、いまいわれたような問題、たとえばさっきの統合失調症というレッテルを貼られたのでは幸福に暮らしている人が不幸になるということがあったとしたら、それはたたかれてもしかたがないですね。それもやはり臨床精神医学の立場に立っていないからでしょう、たたかれたということは。

佐々木　私がたたかれたというより、要するにセンターや保健所でやっていること全般がたたかれるということですね。

土居　そして、たたかれるのはさっきの佐々木さんのお話だと、治安管理体制的なものが保健所に体質的にある、それは結核対策からの遺産だ、結核の場合にはそれでよかった、しかし精神障害者の場合にはそれではだめだ、というところで、臨床家佐々木氏らが非常に苦労した……。

荻野　そういう時には、新しいコミュニティ精神医学的な行き方はできないはずですが、考え方とかパッションというものに謙虚にやるべきだと思う。しかし、だからといって今度逆にいまいいましたような人権一般論ということに立つことが自分として臨床精神医学者として一番適切な道であるとは、僕は考えないんです。

吉松　先ほど臺先生がおっしゃったご質問なのですが、私は生活臨床をくわしくは知らないんですけれども、論文を読んだり、お話をきいた範囲で想像すると、私の場合一つはダイナミックないしアナリチックな見方をしていこうということと、転移という現象で起こってくることを治療場面で重視するということが生活臨床と違う点かもしれません。それからこれこそよくわからないんですけど、統合失調症の患者が生活の破綻をきたすような課題は金か異性か名誉であると究極的に類型化しますね。そういう割り切った見方にはどうしてもついていけなくて、どうしてこの患者が名誉にこだわるかというところをもう少しこまかく見ていかなければいけないのではないか、というように思うのです。その辺に違いがあるのではないかと思います。

土居　違いがなくちゃつまらないね（笑）

クレペリンのパラノイア論

――精神医学基本問題の形成

内沼幸雄

精神医学における疾病概念の混乱が最近とくに問題として取り上げられる由縁は、いかなるところにあるのであろうか。この混乱は一時的なものなのか。それとも精神医学そのものの本質に根ざしたものなのか。最近とくに精神医学の古典的研究の再評価が叫ばれているところをみると、どうやら問題は精神医学そのものの本質にあるようにも思われるが、それにしても最近に至ってとみに問題とされるのは何故であるか。とくにこの問題が精神医療の社会的問題と関連してあらためて取り上げられるに至ったのは、単なる偶然なのか。それとも、これまた精神医学の本質とかかわる事柄なのか。もし後者だとするならば、われわれはこれまで単なる虚像の権威に盲従していただけなのか。

このような混乱の渦中にあって、いかなる態度をとるべきかはたいへん難しい問題であり、またさまざまな問いとアプローチがありうるであろうが、わたしとしては古典の再評価の機運が起こってきたことにたいへん大きな意義があるように思う。それにしても直ちに次のような問いが起こってくる。すなわち、わが国の精神医学において古典とはいったい何を指すのか、ということである。このような問いをさしおいて古典の再評価などまったく無意味であろうし、とくにわが国においてはこの問題を問わないと、古典のないところに古典の再評価を行なうといった滑稽な誤ちを犯す危険がきわめて大きいといわなくてはならない。御多分にもれず、わが国の精神医学の古典は欧米の精神医学の歴史の中に求めなくてはならないが、それはそれとして、では再評価されるべき古典とは、いかなる古典のことであるのか。周知のように、わが国の精神医学は主としてドイツの精神医学を踏襲し、さらにフランスやアメリカの精神医学も流れ込んでいっそう混乱を深めているのが現状であり、もしここで各国の古典を気まぐれに取り上げるだけであるなら、そして事実、「精神医学」誌での古典紹介の目録を見ると多分にその印象を深くするのであるが、もしそうであるなら、さらに混乱に拍車をかけるだけの結果に終わりそうな感じを否みがたいのである。

では、疾病概念の混乱に際して、いかなる古典を読み、そしていかに読むべきであろうか。現在疾病概念の混乱がとくにいわゆる内因性精神病に関していちばんひどいことを考えると、内因性精神病概念についての歴史的形成過程を顧みることが何よりも必要であることはいうまでもあるまい。そしてこの形成過程に主役を演じたクレペリンを取り上げて再検討することが大切であろうと思われる。というのも、現在多くの国においてとられている疾病分類をみると、すくなくとも内因性精神病に関しては、多少の異同はあっても、基本的にはクレペリンの分類に従っているからである。最近東京女子医科大学において統合失調症が解消されるに至ったが、それほど極端なのは別として、非定型精神病や境界例がくりかえし論じられているのは、クレペリンの体系に欠陥があるからに他ならないと思われるけれども、それでもなおかつクレペリンの分類が通用しているところをみると、そこには単純に解消しがたい真理と歴史の重みがあるからとみてよいであろう。だが、ここで注意を要するのは、あまりにも身近な存在となると、しばしば無批判に受け入れてしまいがちであるということである。いったいクレペリンの評価は決定済といえるのであろうか。そもそも古典は主体的に解釈してはじめて意味をもつはずであるが、われわれは果たしてそうしたことがあったであろうか。

わたしは「精神医学における疾病概念」をめぐるこのシンポジウムで、クレペリンのパラノイア論を取り上げることによって、クレペリンのいわゆるDichotomieに対するわたしなりの主体的解釈を行なってみようと思う。というのは、第一に「パラノイアの歴史を語り尽すには、過去六十年間の精神医学全体の歴史を語らなければならない」と、一九二七年にランゲがその総説の冒頭で述べているように、パラノイア論は精神医学の中核的問題であったし、またパラノイア論争の歴史の中に現在の精神医学の基盤が形成された——このことにわが国の精神医学はわりと無関心である——といえるからである。第二に、クレペリンのパラノイア概念が現在ほとんど無用のものと化してしまったという事実が、現代の精神医学における疾病概念の混乱に対してきわめて象徴的な意味をもつからである。わたしは以下、主としてクレペリンのパラノイア概念の発展をたどりながら、疾病概念について若干考察を試みることにする。（なおこの考察は、「精神医学」誌掲載予定の論文の一部をこのシンポジウムのために疾病概念に重点をおいて敷衍して述べたものであり、重複する部分がかなりあることを、あらかじめお断わりしておく。）

まずクレペリン自身が述べているところに従って、クレペリン以前のグリージンガーの単一精神病的な初期の見解からの歴史的変遷をたどることにしよう。このグリージンガーの初期の見解に従うと、精神病は定型的な経過をとる場合には、うつ病Melancholieから躁病Manieへの順序で経過し、その後偏執狂Verrücktheitに至り、病勢が停止しないとさらに錯乱Verwirrtheitとなり遂には痴呆Blödsinnへの転帰をとるというものであった。いわゆるパラノイアは、この経過中に現われる続発性偏執狂sekundäre Verrücktheitとして把えられていた。

この単一精神病論をみると、千谷らの見解が何ら奇異な理論でないといってよいであろう。わが国の精神医学がクレペリンの Dichotomie をそのまま受け入れることから始まったことを考えると、千谷らの見解にそれなりの意義を――ある意味では画期的な意義を――認めるべきであるとわたしは思う。この問題に関して何よりも重大なのは、千谷らの見解に同意するか否かはともかくとして、このような見解がいまなお出されうるということ、それほどに現代の精神医学的疾病論が脆弱な基盤のうえに立っているということである。そしてこの事実をしかと見つめたうえでなければ、精神医学的疾病概念の混乱が決して解消されえないと思われるのである。

さて、当時一般的なグリージンガーのこの見解に対して、まず異論をとなえたのはホフマン（一八六一年）とスネル（一八六五年）であった。このうちスネルの論文は当時の状況をよく現わしているので、その一部をここに訳出しておこう。

「わたしは妄想狂 Wahnsinn またはモノマニーとして次のような型の精神病を考える。すなわちこの疾患は、幻覚を伴った一連の妄想観念の出現を特徴とし、一方では自我感情の高揚によってうつ病から、また他方では観念奔逸や全般的な精神的侵襲がみられない点によって躁病から区別される。さらにこの疾患は他の精神疾患とくらべて精神生活全体への侵襲の程度が軽く、したがってモノマニーという名称（この用語にともなう周知の誤解は別にして）がこの疾患にふさわしいと思われる。

ところでこの疾患ほどに精神病医の見解が分かれたものは他にない。ある人たちは自我感情の高揚と誇大的観念の点で躁病に、また別の人たちは迫害観念の出現に着目してうつ病に含めなければならないと考えた。しかしとくにドイツの精神病医のあいだで最も一般的な見解は、モノマニーとはうつ病と躁病から生じてきた続発性の病型に過ぎないというものであった。わたしも永らくこの見解に従ってきて、病歴の中にその証拠がみられない場合にも、秘かに経過したうつ病または短期間の躁病が先行していたのを見逃してしまったからだと考えて、みずからを慰めていたのであった。しかしながらそれではどうしても得心がいかず、さらにいっそう興味をもってみずから観察できた躁病やうつ病の経過を追跡してみた。が、結果はここでもまた失望であった。これらの病型はさまざまな精神衰弱状態、全般的錯乱、興奮性または無感情性の痴呆へと移行するものはあっても、確然としたモノマニーとなるものは認められなかったのである。こうしてみると、この病型はおそらく原発性に起こるとしか考えられず、事実またわたしは、モノマニーをうつ病や躁病と並んだ別の基本病型として立てなければならないと、徐々に確信するに至った」

こうしてスネルは比較的慢性の症例を示しながらモノマニーを独立病型として把えたが、この見解は二年後にグリージンガー自身によって原発性偏執狂 Primäre Verrücktheit として受け入れられるようになり、一般に認められる端緒が形成された。一八六七年になると、ザンダーの本源性偏執狂 originäre Verrücktheit の研究が現われた。が、それでもなお偏執狂を原発性の疾患と見なす見解は一般化するには至らなかったけれども、その後ウェストファール（一八七六年）によってパラノイア論は大きな転機を迎えるようになった。

ウェストファールはまず偏執狂を続発性の精神障害とみるのは誤りであるとして、次の四つの病像発展の経過をあげる。

(1)　心気症の状態からまず迫害観念が形成され、ついで誇大観念に至るもの。このうち心気症とうつ病とははっきり区別しなくてはならない。ところでこの発展系列は心理過程として解せると思われるが、それはともかくとして、そのほかに錯覚や幻覚などもこの発展系列に関与していると見なくてはならない。

(2) 心気症の第一段階を経ずに妄想観念が出現する。この場合も大多数の症例ではまず迫害観念が現われ、ついでその中からかつそれとともに誇大観念が形成される。錯覚や幻覚の役割は(1)と同じである。

(3) 見たところまったく健康な状態に激しい幻覚が突発することによって始まる。幻覚の内容や幻覚に伴ってくる妄想観念の経過は(1)(2)の場合と同じである。

(4) ザンダーの本源性偏執狂。この場合、(2)と同様の経過様式をとるが、その過程は精神発達のごく早期にはじまる。

このように四つの発展様式をあげるとともに、ウェストファールは偏執狂の本質を観念の異常過程として規定し、この疾患にみられる気分、感情、および情動の変化は観念の内容や観念の出現様式に左右されるのであって、時には観念とは無関係に異常な気分や情緒状態が現われることが確かにあることは否定できないにしても、それらは精神病像の発現に何らの役割も演じていないのであり、せいぜい副次的な現象として加わっているだけであると考えた。一方また彼は、グリージンガーらの考える知能の衰弱は偏執狂の本質特徴に属するものではないと否定するとともに、さらに急性の経過をとるものやシュトーブを繰り返す症例をもこの中に含め、そのうえ頓挫性の病型として強迫観念ないし行為をも広く取り込んでいった。さらに言えば、カールバウムの緊張病の一部も偏執狂の中に包摂されていったのである。

以上がウェストファールの見解の概要であるが、スネルの見解と比較すると、著しい概念の拡張が行なわれていることが注目される。その後この概念拡張は広範囲に受け入れられてゆき、一八九三年のクラーメルによるパラノイア論の総括報告に定着されるに至った。それによると、従来錯乱 Verwirrtheit、妄想狂 Wahnsinn、偏執狂 Verrücktheit と呼ばれて区別されていたものには臨床的にも発生的にも共通した特徴がみられ、これらは気分異常である情緒性疾患と並んでパラノイアという第二の主要病型として包括されうるものであって、それを定義するならば、パラノイアとは単純性の機能性精神病であり、知性活動の疾患を特徴とし、そのさい情動は単に二次的な役割をはたすにすぎないと規定することができる、というのであった。当時ウェストファールとクラーメルの学説の影響のもとに多くの精神科病院でパラノイア患者が入院患者の七〇〜八〇パーセントを占めたというから、この概念がいかに包括的なものであったかがよくわかるであろう。この中にはクレペリンが批判するように雑多な疾患が含まれていたが、その主体は、現在の概念でいえば統合失調症であったと考えられる。

このような動向の中にあって終始クレペリンの歩んだ道は、パラノイアの情性起源論にも知性起源論にも偏ることとのない純臨床的視点——後に述べるように、最終的にはこの視点から要素心理学を超えた人格的視点が出てくることになる！——からみて、慢性経過をとる妄想疾患を取り出すことであった。クレペリンの教科書の第二版（一八八七年）と第三版（一八八九年）では、錯乱を含む急性困憊状態、躁病、うつ病、妄想狂、周期性および循環性の精神病のそれぞれの項目に続いて偏執狂の項目が置かれ、この偏執狂の中には、別表（省略）に見られるようにいまだ広範囲のものが含まれていた。ここでとくに注目されるのは、うつ病や躁病と区別されて用いられてはいるものの、Depressive Formen と Expansive Formen の対比の中にグリージンガーの古い見解の名残りがとどめられているということである。この情性起源論の名残りは、さまざまに形を変えてパラノイア論争の中で再燃されるのであるが、クレペリンのパラノイア論のその後の発展からも決して消えさることはなかったのである。

第三版から第四版に至るとパラノイアの範囲はやや縮小されるけれども、基本的には同じ形式がとられているが、一八九二年に個々の症状ないし状態のほかに病因、経過、持続期間、転帰を疾病分類の基礎とする見解が明確にうち出され、第五版（一八九六年）に至ってクレペリンのパラノイア論は大きな変貌をとげるに至る。すなわち第五版では、妄想を主体とする combinatorische Formen と幻覚を伴う phantastische Formen に区分され、前者は全入院患者数の一パーセント、後者は二～三パーセントと著しく限定されてゆく。それとともに、第二、三版における錯乱・妄想狂・偏執狂の多くは代謝疾患の下位項目である痴呆化過程 (1)早発性痴呆、(2)緊張病、(3)類パラノイア性痴呆）――以前の偏執狂の多くは類パラノイア性痴呆 Dementia paranoides とされる。paranoid とは、後に述べるように、少なくともクレペリンにおいては妄想型と訳すべきではなく、あくまで類パラノイア性としてパラノイアに類するが、パラノイアとは異なるという、パラノイアに由来する概念形成過程を明示しなくてはならない！――に組み込まれてゆき、限定された偏執狂は体質性精神障害の項目の中に周期性精神病と並べておかれるのである。

第六版（一八九九年）になると、さらにパラノイアは縮小され、第五版の phantastische Formen は第六版ではじめて独立項目として扱われる Dementia praecox の中の一病型である paranoide Formen に Dementia paronoides と並べて組み入れられる。そして妄想を主体とする combinatorische Formen のみがパラノイアとして残され、しかも第五版でともに体質性精神障害に入れられていた周期性精神病（躁うつ病）とは切り離されて独立項目として扱われる。その際注目されるのは、その中で好訴妄想が相対的に重要な位置を占める点である。

このようにクレペリンのパラノイア論は短期間のうちに急激な変化をとげるが、なおそれだけにとどまらなかった。第八版（一九〇九〜一九一三年）では、さらにパラノイアは純化され、第六版の好訴妄想は心因性疾患の中に移され、また別の一部は、第五版で phantastische Formen とされ第六版で類パラノイア性病型に組み入れられたものが再びとり出されて作られたところのパラフレニーの中に包含され、ついにパラノイアは全入院患者数の一パーセントをはるかに満たない存在として縮小されてしまうのである。こうして得られたパラノイアの定義は、「内的原因から発生し、思考、意志、行動の秩序と明晰さは完全に保たれたまま徐々に発展する、持続的で揺ぎない妄想体系である。その際、人生観全体は根底的な変化をこうむって、周囲の世界に対する患者の見方の〝ずれ〟Verrückung は著しくなる。したがってこの状態を〝偏執狂〟Verrücktheit と呼ぶのが適当である」というのである。

以上がクレペリンを中心としたパラノイア論の歴史的変遷の粗描であるが、わたしはこの中から主体的に汲み取れるものとして、次の三つの点についてそれぞれ論ずることにしたい。

(1)　クレペリンの Dichotomie は、パラノイア概念の形成過程で生まれた副産物であり、いわばパラノイアは Dichotomie の要の役を果たしている。

(2)　パラノイアに疾病過程ではなく、人格の関与が重く認められている。

(3)　クレペリンの疾患単位への努力は、ホッヘによって幻を追うものであると批判されたが、クレペリンのパラノイアは幻そのもの、いわば理想型であったのであり、むしろそうであるからこそ重大な意義を荷っている。

わたしはまず第一点を取り上げるにあたり、クレペリンを受け継いでいると自認しているわが国の精神医学に苦言を呈することから始めたい。というのは、クレペリンの Dichotomie から始まったわが国の精神医学が、クレペリンを誤解している――誤解ではなくわたしの目に錯覚があるのだろうか？――

のではないかと思われるからである。それはこうである。すなわち、現在一般に類パラノイア性痴呆↓パラフレニー↓パラノイアという系列で把えられていて、パラノイアは早発性痴呆概念の形成過程に生まれた副産物であるかのごとくに考えられているが、事実はその逆ではないかということである。つまり、原視点を早発性痴呆において見るか、パラノイアにおいて見るかである。クレペリンのパラノイア概念の形成過程を辿ってみると、読み方によってどちらとも取れなくはないけれど、ごく素朴に全体を概観してみると、後者が正しいように思われる。もともとパラノイア論争は早発性痴呆概念形成以前に始まったものであり、クレペリンはその論争の中で、慢性経過――クレペリンは経過への視点をグリージンガーから受け継いでいるといわれる――をとる妄想疾患を把えようとしているうちに早発性痴呆概念に行きつき、それとともにそれ以前にすでに形成されていた躁うつ病性の疾病概念を明確にするに至ったと解せるのである。いわばクレペリンのパラノイア概念は、グリージンガーの単一精神病的混沌の中から抽出された純粋な妄想的人格であり、その抽出過程の副産物としてクレペリンの Dichotomie が形成されたということになる。ところでクレペリンはパラノイアをあくまで独立の疾患単位として考えたのであるが、その概念の中には、その歴史的形成過程の不可避的な結果として、パラノイア↓パラフレニー↓類パラノイア性痴呆へと向かう系列とパラノイア↓躁うつ病へと向かう系列との二つの方向への傾斜を伴わざるをえなかった。そう見ると、クレペリンのパラノイアは、クレペリンの Dichotomie の要の役を果たしていたのであり、それなくしては Dichotomie は自潰せざるをえなかったのであって、またそうであるからこそクレペリンはおのれのパラノイア概念に偏執的なまでに執着したと考えられるのである。そればかりか、そのパラノイア概念には、第六版で重要な役割を果たした好訴妄想が第八版で心因性疾患の中に移されることからも明らかなように、またクレペリン自身「パラノイアと心因性妄想形成は恐らく一連鎖の両端であって、その間にはあらゆる可能な中間項が想定できる」と述べているように、パラノイア→心因性疾患へと向かう系列への傾斜をも取り去ることはできなかった。さらにまた「類パラノイア性精神病質」についても述べられており、要するにクレペリンのパラノイア概念には、現在の精神医学における主要な疾病概念の多くを不可避的に含んでおり、またそうであるからこそ、パラノイア論争は十九世紀後半から二十世紀初頭にかけての精神医学の主導的テーマとなりえたのだと考えられるのである。もしそれを類パラノイア性痴呆→パラフレニー→パラノイアという視点でみたら、決してパラノイアの歴史は理解しえないのである。それにしても単一精神病的混沌の中から抽出されたパラノイアは、どこまでもその混沌から離れることができないようである。

このような雑多な要素を含みながら、あるいはそれらへと傾斜する可能性におびやかされながら、なおかつ疾患単位として固執して得られたパラノイア概念は、一言にして言えば、妄想が人格であり人生であり、また人格や人生が妄想であるような風変わりな人間の風変わりな人生とでもいうべきものであり、しかもそれは早発性痴呆とも躁うつ病とも違い、心因性疾患とも精神病質とも異なるというのである。まことに偏執狂的なクレペリンの面目躍如たるものがあると、わたしは思う。ともあれそこに、疾病過程ではなく人格の関与が重く認められたのである。とすると、原視点を早発性痴呆において見るかパラノイアにおいて見るかによって、大きな見方の相異が出てくることになろう。もともとパラノイア概念にクレペリンの意図とは逆に――事実それ以後の精神医学の歴史はその方向に進んだのであるが――雑多な方向への傾斜を伴うとすれば、この問いは、いわゆる内因性精神病を疾病過程としてみるか人格からみるかという問いに拡大することができることになるからである。クレペリンはたとえば現代精神医学の焦眉の問題である統合失調症や躁うつ病を身体的な疾病過程として把えたことは言うまでもないが、われわれにとって大切なのは、クレペリンがどう考えたかではなく、われわれが疾病概念の形成の歴史をいかに主体的に解釈するかである。

この主体的姿勢を問題とする前に、まずクレペリン自身のパラノイア概念をもうすこし詳しく検討しておく必要がある。ここでクレペリン以後のパラノイア論を大きく歪め、現代の精神医学に決定的な禍根を残した——それほどに偉大であった！——ヤスペルスの「人格の発展か過程か」という二者択一的なテーゼと、クレペリンによるパラノイアと類パラノイア性疾患 paranoide Erkrankungen との対比とを比較してみよう。わが国では現在パラノーイッシュとパラノイードとの区別には無関心であり、事実ドイツでも両者の区別はあいまいになっているが、クレペリンは「類パラノイア性疾患について」（一九一二年）という論文で両者をはっきり区別して用いている。彼のいう類パラノイア性疾患には、早発性痴呆、躁うつ病、心因性疾患、精神病質、中毒性疾患、脳器質性疾患といった広範囲にわたる精神障害にみられるパラノイア類似状態が含まれている。要するに、ヤスペルス流にいえば、了解可能と了解不能の両方の妄想疾患がそれぞれ弁別されてこの中に含まれているのである。ということは、類パラノイア性疾患に対比されたパラノイアには、了解可能か否かという二者択一を超越したものが含まれていたということに他ならない。先にわたしは、クレペリンの歩んだ道は、知性起源論にも情性起源論にも偏らない純臨床的視点からみて慢性経過をとる妄想疾患を取り出すことであったことを指摘し、そこから最終的には要素心理学を超えた人格的視点が出てくることになると述べたが、それと同じように、クレペリンは一貫してその臨床的姿勢をくずさず、了解可能か否かといった方法的独善に陥ることもなかったのである。しかし、クレペリン以後の精神医学では、ヤスペルス、グルーレ、シュナイダーら——ヤスペルスの場合には過程は二種類に分けられ、器質的過程のほかに、心的過程という、わたしにはまだよく理解しがたい概念がおかれているが——によって、パラノイアは、二者択一的な仮説によって分断されてしまう。かくして、疾病からも健康からも区別しがたい、風変わりな人間の風変わりな人生ともいうべき得体の知れないパラノイア概念は解消され、精神医学における疾病概念はきわめてすっきりしたものになったかに見えたのであるが、事実はどうやら幻想に過ぎなかったようである。

周知のように現代の精神医学は、状況の中における人間のあり方として精神障害をとらえ、了解可能か否かとか、発展かそれとも過程かとか、あるいはそれに類する二者択一を克服しようと目指している。現在その試み自体が疾病概念の混乱をいっそう促していることは言うまでもないが、もともと無理な割り切り方をしたのであるから、やむをえないことである。だが、この正当な試みが精神医学体系を混乱させるとしたら、それは何故であるかを問わなくてはならないであろう。わたしにはその原因はパラノイア概念の解体にあると思われるのである。もともとパラノイアは、すでに論じたように、さまざまな精神医学的疾病がそこへと通じており、逆にまた、そこからさまざまな疾病へとつながっている中核的な概念なのである。精神的健康とも道は通じており、また脳器質性疾患とも無縁ではない（ただし後者との関係は、パラノイア概念の歴史的形成過程からみても、できるだけ除外しておくことが大切で、特殊な条件つきで認めるだけにしないと、かえって混乱を促す危険がある。やはり問題となるのは、クレペリンが鑑別診断上とくに問題としている内因性精神病、心因性疾患、精神病質などの、今では状況における人間のあり方がその疾病論の焦点として問われはじめている精神障害の場合である）。このような傾斜をともないながらも、なおかつクレペリンがパラノイアを疾患単位として把え、そこに人格の関与を重く認め、しかも了解可能か否かという二者択一をとらなかったということは繰り返し述べるまでもないが、ここでわれわれにとって大切なのは、実際にはさまざまな疾病への傾斜をともなっていながら、なぜクレペリンがこのような概念に固執したか、固執した意味は何であったかを、クレペリンそのものからも離れてわれわれが主体的に問うということである。わたしは、その意味とは、クレペリンのパラノイアが統合失調症や躁うつ病に対して中核の役を果たしており、逆にいえばこの中核的精神障害に対してこれらの疾病が辺縁に位置づけられるということであると思う。こう考えるならば、パラノイアという風変わりな人間の風変わりな人生経路の理解を通して、統合失調症や躁うつ病へとアプローチする道が開かれることになろう。実際これらの精神病に関する現在の人間学的解釈は、素朴な形で――ということは、もっと誰にもわかりやすい言葉で――かつてパラノイア論で論じられなかったものはない、といっても過言でないのである。クレペリンのパラノイアこそ、人間的精神医学の確乎たる臨床的基盤を形成したものといってもよく、もしこの伝統を受け継いでいたならば、ある人間学派がいうような、統合失調症の妄想の本質を迫害妄想の中に見るといった、愚かな誤りをおかすこともなかったであろうと思われるのである。

わたしは、パラノイア論の歴史を再びわれわれの手にとりもどし、パラノイアを精神障害の中核にすえることによって、精神医学をいっそう豊かなものにしうると考えている。その一つとして、たとえば天才と狂気の問題がある。この一見はなやかな問題も、正気と狂気の接点にあるパラノイアという地味な問題とふかくかかわっているのであって、もし天才の問題を疾病の中に封じ込めたり、あるいは安直に狂気とは切り離された人格の健康な部分とかいった、いんちきな問題に還元したりするようでは、天才のもつ文化的・社会的意義を決して理解することはできないであろう。この点ともかかわりのある問題に精神病質があるけれど、クレペリンのパラノイア概念の基盤にある精神病質的人格と、統合失調症に封じ込めないパラノイアの部分を精神病質の問題としたシュナイダーのそれと比較して、パラノイアではその精神病質的な人格が日常の生活刺激を受けて発展するという力動的な豊かさがあるのに対して、シュナイダーの精神病質的人格の概念は、何と貧相なレッテルであることか。わたしはパラノイア論からみて精神病質概念を不可欠なものと考えているが、精神病質概念一般についても、パラノイアにおける精神病質的人格のもつ役割と同じレベルで考えたならば、その人格のもつ社会的なプラスおよびマイナスの価値を含めて、よりいっそう柔軟で有用な臨床概念となりえたであろうと思われるのである。さらにまた神経症の問題も、パラノイア概念なくして、真に深い理解がなしうるとはわたしは考えない。この問題をここで詳論するわけにはゆかないが、「対人恐怖症からパラノイアへ」と辿ったわたしの一連の論文は、この間の事情を明らかにしようとした試論であることを指摘しておきたい。

とはいえ、このような立論はクレペリンのパラノイア概念を前提としていることは言うまでもなく、もしここで、クレペリン以後のパラノイア論が示すように、そもそものパラノイアが臨床的に存在しえない代物であるとしたらどうなのかと、当然反論されるに違いない。実際、クレペリンのパラノイア概念は一見直線的に得られたような印象を受けがちであるが、詳しくみると二転三転と変転極まりなく、もしクレペリンがさらに研究を続けたら、最終的定義以後そのうえどう変わっていったか予測もつけがたいほどであり、それはともかくとして、その後の歴史はクレペリンのパラノイア概念を解体する方向にむかってゆき、クレッチマーを最後にしてパラノイアの水脈は茫漠としたDichotomieの中に跡を絶ったに等しい状態となるのである。それにしても、シュニッツァーが「しかし将来クレペリンのパラノイアが疾病分類の一つとして成り立たないことが証明されるとしても、クレペリンによるパラノイアの探求は決して無価値と見なすことはできないであろう。ウェストファール・メンデルのパラノイア概念の不毛性とくらべて、クレペリンによるパラノイアの樹立は、パラノイア研究に終始一貫実り豊かな影響を与えてきたのであり、その探求のもつ価値はパラノイア研究の歴史的経過を回顧してみたときに何よりもいっそう明らかとなる」と、そのパラノイア論の総説の最後を結んでいるが、いったいクレペリンのパラノイア探求のもつ価値とは、何なのであろうか。従来パラノイア概念に批判的な人たちは、その概念に即応する臨床例が存在しないことをその理由とする。しかしいったい、現在の精神医学的疾病概念のうち、パラノイアと同様の概念の厳密さ――これを求めるためにクレペリンはパラノイア論にその半生をかけたのである！――を要求された場合に、どれだけがそれに耐えて残るといえるだろうか。むしろこの要求自体が、疾病を実体的なものにのみ求める、相も変わらぬ脳神話の亡霊なのではなかろうか。わたしは、このような要求には、まったく社会的視点が欠けていると思う。現在精神医学において、いわゆる内因性精神病においても身体医学的視点にとどまらず、その本質において社会的視点が不可欠であることが明らかにされつつあるが、そうであるなら、クレペリンのパラノイア概念が臨床的に存在しえない幻として否定し去るべきではなく、むしろ存在しないこと自体に大きな意味を、換言すれば、幻として、つまりは理想型として存在することに意義を認めることができると考えられるのである。ここにこそ、クレペリンのパラノイア概念が精神医学に終始一貫実り豊かな刺激を与えてきた原動力があったと思われるのである。この概念を念頭において実地の臨床にあたったとき、Keine Paranoia, sondern nur Paranoiker となるにしても、さらにまた統合失調症や躁うつ病との移行関係が問題となるにしても、すでに論じてきたことから明らかなように、むしろそうであるからこそいっそうパラノイア概念は、その臨床的価値をおびてくるといえるのではなかろうか。現在、非定型精神病や境界例が問題にされているが、わたしは脳神話の亡霊にたたられたこのような概念を、この際いったんパラノイア概念にひきもどして再検討する必要があると思う。もともと得体の知れない多面性・多様性――要素に分解してみると雑種性となる――が精神身体的存在の本質であって、性急に疾病概念に封じ込めて安心したがるようでは、精神医学の発展は期待しえないと、わたしは考える。

文献

（1）千谷七郎ら「Einheitspsychoseをめぐって」精神医学、一五巻、八二〇—三五頁、九二八—五三頁、一九七三年。
（2）Cramer,A., Abgrenzung und Differentialdiagnose der Paranoia. *Allg. Zeitschr. f. Psychiat.* 51, 286-369, 1895.
（3）Griesinger, W., Vortrag zur Eröffnung der Psychiatrischen Klinik zu Berlin. *Arch. f. Psychiatr.* 1, 148
（4）Hoffman, F., Über die Einteilung der Geisteskranken in Siegburg. *Allg. Zeitschr. f. Psychiat.* 19, 367, 1862.
（5）Jaspers, K., Eifersuchtswahn（Entwicklung einer Persönlichkeit oder Prozess）. *Zschr. ges-Neur. Psychiatr. Orig.* 1, 567-637, 1910.
（6）Kraepelin, E., *Psychiatrie.* I., II., III., V., VI. und VIII. Aufl.（1883-1915）.
（7）内沼幸雄ほか『パラノイア論』医学書院、一九七六年。
（8）Lange, J., Die Paranoiafrage. *Handb. d. Psychiatr.*, Spezieller. Teil, 4. Abt., 2. Halfte. Leipzig u. Wien 1927.
（9）Schnitzer, Die Paranoiafrage. *Zschr. ges. Neurol. Psychiatr.* 8, 313-367, 415-440, 1914.
（10）Snell, Über Monomanie als primäre Form der Seelenstörung. *Allg. Z. f. Psychiat.* 22, 368, 1865.
（11）内沼幸雄「三島由紀夫の病跡」精神経誌、七四巻、四一三—四二九頁、昭和四十二年。
「精神医学からみた『ツァラトゥストラ』」思想、五八九号、一〇二〇頁、一九七三年。

「対人恐怖症における愛と倫理」（第1〜5報）精神医学、一六巻、一九七四年。

「恥・罪・善悪の彼岸」思想、六〇一号、八九三頁、一九七四年。
（12）Westphal, Über die Verrücktheit. *Allg. Z. f. Psychiatr.* 34, 252, 1878.

Die Verrücktheit（Paranoia）nach Kraepelin

III. Auflage:　A.　Depressive Formen.....
Der hallucinatorische Verfolgungswahn（Physikalischer Verfolgungswahn, Besessenheitswahn, katatonische Verrücktheit）——Der combinatorische Verfolgungswahn（Sexueller Verfolgungswahn,

		Eifersuchtswahn) ——Die hypochondrische Verrücktheit——Der Querulantenwahn.
	B.	Expansive Formen......
		Der hallucinatorische Grössenwahn——Der combinatorische Grössenwahn (Religiöse Verrücktheit, Erotische Verrücktheit.) ——Die originäre Verrücktheit.
IV. Auflage:	A.	Depressive Formen......
(zit. nach Lange)		Halluzinatorische Verfolgungswahn, Phantastischer Verfolgungswahn, Hypochondrische Verrücktheit, Sexueller, physikalischer Verfolgungswahn, Eifersuchtswahn, Kombinatorischer Verfolgungswahn, Querulantenwahn.
	B.	Expansive Formen......
		Halluzinatorischer Grössenwahn, Kombinatorischer Grössenwahn, Erotische Verrücktheit.
V. Auflage:	A.	Combinatorische Formen......
		Combinatorischer Verfolgungs-und Grössenwahn——Erotische Verrücktheit——Querulantenwahn.
	B.	Phantastische Formen......
		Hallucinatorischer und physikalischer Verfolgungswahn——Besessenheitswahn——Sexueller Verfolgungswahn——Phantastischer Grössenwahn——Délire chronique à évolution systématique.
VI. Auflage:		Verfolgungswahn——Grössenwahn——Erotische Verrücktheit.
		Querulantenwahn
Über paranoide Erkrankungen:		Weltbeglücker, Erfinder, Entdecker, Religionsstifter, Staatsmänner, Thronforderer.
VIII. Auflage:		Verfolgungswahn, Eifersuchtswahn, Erfinderwahn, Abstammungswahn, religiöser Grössenwahn, erotische Verrücktheit.

土居　ドイツ精神医学を一刀両断した名刀のさえを思わせるような、そして疾病概念の精神医学における独自性というか、それを浮彫りしているような、そういう印象を与える発表だと思いますが……。

内沼　私自身の考えは、けっして統合失調症と躁うつ病という Dichotomie を否定しているわけではありません。むしろこれらは、クレペリンの作り出した優れた疾病類型であると見ているのでありまして、ただこれらの類型がパラノイア概念なくしては崩壊してしまうだろうと考えるわけです。実際に、非定型精神病とかボーダーラインとかいう考え方によって、クレペリンの体系は崩壊しかかっている。これらをパラノイア概念の中に吸収していかなくてはまずいのではないかというふうに考えているのです。すでに古い言葉があるのですから、非定型とかボーダーラインとかいう、得体の知れない新しい概念を持ち出すようでは、何の進歩もないだろうと思っております。

荻野　クレペリンの幻ですね、それはどこから出ているのですか。

内沼　幻ですか。ホッヘがクレペリンの疾患単位の追求は幻を追うものであるといっている。その言葉を使っているわけです。

荻野　言葉はどうでもいいのですが、ともかくクレペリンの追ったある物があるわけですね、それは何か。

内沼　それはきわめて臨床的な視点から、単一精神病的な混沌の中から一つの純系をとり出そうとしたということです。

荻野　どういう根拠でそう言えるのか。

内沼　根拠というか、ともかくクレペリンのパラノイア概念形成の歴史を追った時に、あたかも幻を追うかのごとくである、つまりホッヘの批判はまことにもっともである。しかし、もっともではあるけれど、肝心なことをホッへは忘れているということです。その幻をもっと主体的に理解しようということです。

荻野　クレペリンの知性起源論や情性起源論への闘い、これは最初からの彼のテーマでしょうね。

内沼　そうですね、クレペリンは臨床家ですから、そういうふうに要素心理学的に分けるという態度は自分はとらないのだ、あくまで臨床的に見るんだ、という姿勢を一貫してくずさないわけです。

荻野　知性の障害であるという見方が、版を追うに従って追いつめられる感じはしませんか。

内沼　結局、知性起源論をとっているウェストファール・クラーメル流の考え方は後退して、クレペリンのパラノイア概念が勝利を占めるわけですね。

荻野　クレペリンのパラノイア論の根は、十九世紀のフランスの délire 論ではないかと思うのですね。何か十九世紀のフランスの症候論というか、そういうものを感じるのですね。で、そういうものから、彼が二十世紀の精神医学を作りえた由縁は臨床家であったからで、ですから臨床家としてのクレペリンが、今ひどく言われている Dichotomie というものを作っている。そうすると妄想というものは、あの、知性の障害というより Affekt の障害を重視したくなってきたのだと思うのですね。そこでマニー性の妄想だとか、メランコリー性の妄想だとか……。経過から見ていくと、やはりパラノイアという幻よりも、現実の臨床では経過から見てくると、ああいう Dementia praecox という概念が出てきた。しかしクレペリンは最後まで幻を追っていた。それは意外に二十世紀に入ってからもフランスの、そういう動向に関心を持っていた。たとえば Délire chronique à évolution systematique（Magnan）が第五版に出てくるのは面白いと思うのですね。

内沼　そうですね、ただ私はフランスのことはあまり詳しくはわかりませんが。

荻野　そういう点でヤスペルス以降の精神医学と違うように思うのですね。印象としては幻というのはフランス的なのかと思うのですが。

内沼　私がクレペリンのパラノイアを幻というのは、ホッへの言葉を私流に使っているわけでして……。さてここで、表（省略）の説明をすこししてみたいと思うのですが、ともかくこの表を見ているだけでもたいへん面白い。第一に、版を重ねるとともに、だんだんその範囲が縮小されてゆく。第二に、それとともに形式よりも内容が出てくる。たとえば、Über paranoide Erkrankungen という論文では、Weltbegrücker, Erfinder, Entdekser 等と、パラノイアというよりパラノイーケルというものが前景に出てくる。実際、クレペリンのパラノイア概念には人格の概念が重く認められるわけですから、当然のことであると思うのですが……。第三に、Über paranoide Erkrankungen では内容的に見ても誇大妄想のみがあげられていて、クレペリンはパラノイアの本質を誇大妄想の中に見ようとしたということになりますが、第八版では迫害妄想を入れている。このことは、初期の expansive Formen と depressive Formen との対比がそのまま受け継がれているということであって、要するにグリージンガーの初期の考えが全然消え去っているわけではないということになります。実際、観念と情動との関係が、ウェルニッケの優格観念でもそうですし、マイアーの Katathyme Wahnbildung（マイアーの記述内容からすると Katathym とは情動負荷観念性とでも訳すのがいいのではないかと私は思う）でもそうですし、またブロイラーの考え方でもそうですが、常にパラノイア論の主要なテーマとなってきたのも、グリージンガー以来のパラノイア論の歴史をかえりみて初めて理解できる問題だといえるのです。こう考えると、クレペリンのパラノイアを通して、逆に情動疾患といわれた躁うつ病や知性疾患とされた統合失調症への了解の足掛りを求めることができるのではないかと、私は考えるわけです。もちろんクレペリンはパラノイアをあくまでDichotomieとは別の独立疾患として考えたわけですが、実際、パラノイア論のその後の歴史を見てもわかるように、独立疾患というのははなはだ疑わしいということになるわけですけれど、そうだからといってパラノイアを解消すべきではなく、むしろ疑わしいということ自体に大きな意味がある、つまり統合失調症でも躁うつ病でもその本質において人格概念を無視できないということにならざるをえないわけです。それにもう一つの問題として、身体的過程と精神的なものとがどのように関連しあっているのか。この問題はたいへん難しいことで、将来にも容易に解決しがたいことかも知れませんが、いずれにせよ臨床的な観点から見た場合、両者を相対立するもの、相容れないものという考え方ではなく、パラノイアにおいて両者が何処かで一体化する何ものかがあるのではないか、その意味でもパラノイア概念は臨床精神医学において不可欠なものと、私は考えるのです。

笠原　非常に面白いですね。これを論じるなら一日を要する問題だと思うのですが……。内沼先生の主題的な考え方として、風変わりな人間の風変わりな人生経路こそ精神医学が扱うまさに中心的なテーマである。心身という対立をある意味で超えたもの、感情とか知性とか、そういう要素的なものをも超えたもの、そしてそれ自身がオートノミーを持って歩みを進めてゆくような、そういうもの。そういうものが人間の中心で、しかもそういうものが病むのだ。というように理解してよろしいですか。

内沼　そういうものがVerrückenしてしまう。ずれてしまうということですね。こうなると、パラノイアとわれわれ自身がどこで違うのかということになってくるわけですが、たとえばクレペリンがparanoide Psychopathenとの移行関係を認めているように、パラノイア概念の中には正常との移行関係も含まれております。また生物学的規定性についてですが、私自身は、パラノイアというものを考えた場合、精神的なものはもちろんのこと、生物学的な規定性を離れては存在しえないと思うのですね。たとえば具体的にいって、哲学者のニーチェは、私の論文によって進行麻痺ではなくパラノイアであることが確証されたと、私自身はパラノーイッシュに確信しておりますが、その場合、ニーチェの幼児期体験がパラノイアの原動力になっている。しかし、実際にああいう幼児期体験があった人がすべてそうなるかというと、そんなことは決して考えられないことですね。それにはやはり、ニーチェの持っているある種の生物学的な規定性が、パラノーイッシュな状態へと押しやったと考えていいと思うのです。

笠原　そこで出てくるのは、そういう風変わりな人間の人生経路ということですね。その場合の生物学的規定性は、精神医学的にいって躁うつ病および統合失調症という両方の概念を含みこんだようなものですか。二分法では割り切れないようなものですか。

内沼　その点については即答しかねますが、ともかくある何物かがあるのだ、それが分かれて出てきたものが躁うつ病、統合失調症などのそれぞれの疾患であるということです。それについては今後論じていかなくてはなりませんが、私自身は対人恐怖症論から考えてゆきまして、パラノイアの場合には非常に精神構造が明確というか、ある構造がはっきりわかる、把えやすい。これに対して統合失調症あるいは躁うつ病の患者では、たとえば対人恐怖症の場合に羞恥という体験が中心にあるわけですけれど、この点について統合失調症患者あるいは躁うつ病患者を見ていると、その羞恥の構造というのが、どうも何処かで狂っているのではないかというような感じを受けるわけです。たとえば本格的に統合失調症になっていく人でもその病前に対人恐怖的なものがある。あるいは躁うつ病の病前でも対人恐怖的なものがないわけではない。ただこれらの場合に羞恥心みたいなものが明確な構造で出てこない。何かこのような点を通して統合失調症や躁うつ病を把えてゆけないかな、というふうに現在考えております。

藤縄　この御発表に京都のものばかり反応いたしまして、意味深く思われます。これは紹介でございますけど、京大精神科初代教授の今村新吉教授が、「哲学研究」に、「喜劇と妄想」というあまり有名でない論文を発表しておられますが、それはパラノイア論なのです。初めモリエールの喜劇が引用されていて、その喜劇の主人公は要するに風変りな人生ですね。そしてそこからパラノイア論に入ってゆくわけです。そしてウェストファールやそのほかドイツの研究を紹介しておられる。これが私の見た日本でのいちばん詳しいパラノイア論ですが、それを思い出しました。

（追加――あとで笠原先生から今村氏の論文のコピーを送っていただき読んでみました。内容自体はどうということはありませんが、喜劇と妄想を並べた着想はたいへんすばらしいものと思います。妄想のもつ悲劇性を考えると、両者は紙一重の差であろうと思われます。実際、妄想が長く続いているうちに、患者は喜劇的にもなってくるという印象をわたしは持ちます。あまり生彩のない喜劇ですが……。一般に妄想は急性期すら多少喜劇的ではないかとすら思うことがあります。――内沼）

臺　今村さんはそこでどういうことを言っているのですか。

藤縄　簡単に紹介申し上げるのは、難しいのですが……。

荻野　一言でいうと、共感できるかできないかという立場ですね。Bizarrerie と Komik との感じに分かれる。だけど共感できれば……。何か不気味なものが背景にある場合に、それは bizar、妄想の場合にはそういうものがある。

土居　たいへん面白く読んだんだけれども、さっきからこのようにパラノイアを歴史的に理解することが、また何故そう発展してきたかを理解することが、統合失調症、躁うつ病、心因反応、神経症、精神病質を見る上においても役立ち手がかりになるという、あなたが言われる意味が大体わかるような気がするんだけれど、その点をもうすこし詳しく説明してくれませんか。

内沼　そうですね、統合失調症および躁うつ病に関してはたいへん難しい問題がからんでいると思われるのですが、パラノイアを通してそれらに対するアプローチの可能性が出てきたと考えています。それからまた神経症や精神病質の問題についてですが、私自身は対人恐怖症とパラノイアの関係を把えてみました。実際に、対人恐怖症の理解がパラノイアを通してある意味で深まったという経験にもとづいているわけです。

土居　そこのところを、つまりパラノイアを理解したことによって対人恐怖症の理解が深まったということを、もうすこし詳しくおっしゃいませんか。……こういうふうに言っていいですか。要するにあなたは、パラノイア・フラーゲをずっと歴史的に辿ることによって、いわば精神障害者の人格というものが見えてきたということですか。

内沼　そういう歴史の中にも明らかに見てとれる。実際にわれわれが臨床をやっていて、患者の中に統合失調症であっても躁うつ病であっても、そこに人格の関与がかなりあるということはわかるわけですが、歴史的な疾病概念の形成過程をみても、その本質において人格の関与が全然無視できないのだ、と。

土居　無視できないということは前からよく言われているのだけれど、あなた自身の問題としては、パラノイアの問題を追求してゆくことによって、病者に会っているときに、その病者の人格がもっとはっきり出てきたと、こういうことですか。そういうことを言いたいわけですね。

内沼　人格の構造が出てきた。

土居　そういえば、わかりました。

笠原　その場合、人格というのはですね、パーソナリティーという表現ではいいつくせないものなのでしょうね。やはりある人間の人生経路といわざるをえないようなもの。そういうものを含んだものですか。

内沼　そうですね。人格とかパーソナリティーとかいっても、定義がむずかしいとは思うのですけれど、一言でいえば人間の生き方。

土居　私がこれを読んで感ずることは、そういう病者に対する一種の敬意、Respectだね。何か内沼さんは、パラノイアの問題を通して精神病者に対するRespectというものを新たに獲得したという、内沼さん自身の主体的問題として言うならば、そういうふうに僕は受けとれた。

内沼　私自身はRespectとか何とかいうより、あくまで科学的な概念として重要だと考えるわけですが。

土居　あなたはそう言っているけど、傍で聞いていると、あなたはパラノイア問題を通して初めて精神病者の人格が見えてきた、そう言っているような感じが僕には受けとれた。それからもう一つnosologicalな問題でいえば、結局いろいろ診断名はあるけれども、帰するところ、井上さんが言われたように類型診断なんだと、それ以上には精神医学の診断は出てこないと、中にはすこしずつ小さいものは出てくるかも知れないけれど、その本筋は、精神障害の大部分というものは、どうも疾患概念というより類型診断しか出てこないと、こういうことをあなたの論文は暗示しているように見えるけれど……。

内沼　そう言えると思います。てんかんその他、一部というよりかなり大きなものが出てくるとは思いますけれど、少なくとも内因性精神病そのほか現在精神医学の主要な問題に関しては、単なる疾患概念だけではすまないものがある、また将来ともどこまで行ってもそれだけで終わらないだろうと考えています。

臺　僕は内沼さんの話を聞いててですね、もう一歩進んで聞きたいと思うのは、このようにして奥の院まで行って、そこで廻れ右をして、今まで来た道をあらためて振り返ってみてどういう感じをもたれるか、廻れ右してみると、いままで通ってきた道の他にさまざまな道がひらけているのではないか。で、それを内沼さんがどういうふうに見るかを聞きたい。疾患概念がいろいろあって、それらが人格概念につながるということは十分にわかる。あなたはそこにパラノイアを見いだした。そこで廻れ右していままでのいろいろな疾患概念を見たとき、どんな考えを持たれるのか。

内沼　私はいままで得られてきたものは、非常に優れたものであると考えています。クレペリンのDichotomieであっても、たいへん立派な概念だと思っています。私は決してそれらを否定しているのではない。

臺　そういう優れた概念が出てきたことをどう位置づけますか。

内沼　そうですね……、進行麻痺などの問題は別として、クレペリンのDichotomieがパラノイア概念の形成過程から生まれたという、そのことの意味をもっと考えていかなければということなのですが。

臺　僕は純粋理想型が出てくるということ、それを見いだそうという過程に不純型が出てくるという理由が納得できないと、その純粋な姿を追求するということの意味が僕にはわからないのですよ。だからさっき、行きついて廻れ右した時にどういう意見をもたれるかと伺った意味は、不純型がどうして出てくるのか、そのことを説明してほしいということなんですが。

土居　不純型しかないわけでしょう。

内沼　不純型とは、私のいう意味での非定型、あるいは辺縁群といってもよいと思うのですが、つまりは統合失調症または躁うつ病のことですね。私はこれらを生物学的にあるいは心理学的に理解する足掛りとしてパラノイア論は意味があるのではないかと考えるわけです。ただすぐ解答を出してくれと言われても私にできるわけではない。

井上　臺さん、奥の院まで行って、今ながめたところなのですよ。ながめたものを材料にしてどう料理するかは、これからのことですよ。

臺　それがどんなふうになるかという予測を聞きたかったんですよ。

井上　臺さんの言い方をうかがうと、結果を聞いているようなので、横から口をはさんだのですがね。

内沼　私自身の考えでは、パラノイアの人たちの精神構造は非常に明確なゲシュタルトを持っている。それにくらべて統合失調症ないし躁うつ病になる人たちの精神構造は、何処かでそのゲシュタルトがはっきりしないという感じを持つのです。パラノイアとこれらの疾病類型との間に構造上の移行関係があるとすれば、明確なものから不明確なものへと、何故ゲシュタルトが曖昧になってゆくのか、という問いとアプローチが可能になってくると思うのです。

土居　それを聞いて、さっきと同じ感想をもつな。やはりあなたはパラノイアを通して初めて精神病者の人格が見えてきたのだと思う。そういう感じがどうしても起こりますね。あの、臺先生と前にお話しして、たまたまこの論文のことで、内沼さんのパラノイア論と千谷学説と一体どこが違うのだ、ひっくり返しただけではないか、という感じを先生はちょっとお持ちになった。今でもその感がありますか。

臺　ありますね。たとえば千谷さんはですね、躁うつ病を理想型だとして追求しているように見えるわけです。内沼さんは理想型を追求してパラノイアに行っている。それからある人はまた、理想型を追求して統合失調症に行っているわけですね。

内沼　確かにそうなんですが、パラノイアというのはその接点に現われているというのか、中核的なものだというところに大きな意味があるのではないか。

土居　私が思うに千谷さんと比較しての違いは、内沼さんはそこで人間が見えたということではないかな。千谷さんは躁うつ病しか見えていないという気がする。
荻野　千谷さんは Leben の層というか、そういうものが見えた、と。
臺　そう言ってるね。
井上　統合失調症が見えなくなった。
土居　そう、統合失調症が見えなくなった。Leben しか見えないし、Persönlichkeit も見えないわけだ。
荻野　つまり Leben の障害じゃないの、統合失調症は。
笠原　しかし人生経路という、それが非常に大きいのではないですか。私はよくわかるのですが。
井上　内沼さんの言っているパラノイアの人格とは、僕の聞いた範囲では、統一があるもので、独立したものである、個性がある、この三つだと感じたのですが。
土居　歴史がある。
井上　歴史はあまりないんではないか。
内沼　歴史もその中に含まれていると思います。生活史という意味で。あるいは社会の歴史もその中に一部は入っているかも知れませんが、まあ、パラノイア精神病質論というのがありますように、その中には社会の歴史というよりは、本人に与えられたもの、素質、その後の生活史といったようなものが……。
土居　人生経路というからには当然入るわけですよね。
笠原　私は人生経路に関心をもつのは、私のいう出立、合体と関連すると思うものですから……。前の臺先生のお話に biological clock のことがあったと思いますが、人生全体にも life clock とでも言うべきものがある。十歳台は十歳らしく、二十歳になれば二十歳らしく、五十歳になれば五十歳らしく、七十になれば七十らしくという、自然な経路というものがあって、これに対して統合失調症では非常に早くおとろえてしまったり、なかなか大人になれなかったり、ときには一見過熟的であったり、そういう経路自体のひずみとでもいうべきものが、理念型として考えられるのではないか。と考えるものですから人生経路とおっしゃる意味は感じとしてよくわかるのです。人格概念に、何かこう流れというか、longitudinal な動きが入っている。

臺 Lebensverlauf というのは非常に biologisch-bedingt な現象ですよね。

笠原 biologisch-bedingt であるとともに、もう一つ精神的というか、歴史的というかそういうものも含まれておって、いわば両者の接点がこういう軌跡を作っているというべきではないでしょうか。

内沼 ともあれ私は、クレペリンの早発性痴呆のいろいろな分類、あるいは躁うつ病についての分類を否定するものではない、むしろ非常に意義のあるものと考えています。現在の疾病概念の混乱はパラノイア概念を解消してしまったことによる。実際にパラノイアは雑多なものから成るゴミ溜めみたいなものではありますが、だからといって解消することにはならない。むしろその中に理想型を見いだし、それを中核にすることによって、クレペリンの体系というか、いままでの精神医学が本当に生きてくるのではないかと思うわけです。それを躁うつ病一元論にしてしまうと、いままでの精神医学の努力はいっきょに水泡に帰してしまう。いままで百年以上も精神医学をやっていて、愚かな人ばかり居たわけではない、非常に優れた人たちがいたわけですから、それをいっきょに崩すようなことは神さましかできないことだと思うのです。Kolle に倣っていえば、Paranoia—Das Delphische Orakel der Psychiatrie といえましょう。わたしたちは、デルフォイの神託に耳を傾けなくてはならないのです。

土居 どうやら内沼君は神様ではないらしい、大丈夫だ。

治療の観点からみた疾病概念
――臨床医としての立場から

吉松 和哉

はじめに

表記の主題のもとに2節の部分をあらかじめ原稿として提出してあった。実際の討議集会では、2節の内容の前提となるべき1節の部分を主に発表した。そこで以下にそれぞれを要約して述べることにする。

1

原稿（2節のこと）では現実の臨床場面ですぐにも実行できるような至って実際的な心構えを記した。ここではその背景となる理論的前提とでもいうべき事柄をとりあげて話すつもりである。

まず精神医学における疾病論を語る場合、よく身体医学におけるそれとの間で比較が行なわれるが、ここには一つの落し穴があることを示したいと思う。

ところで精神疾患は便宜的に外因性、内因性、心因性精神障害に分けられるが、もっとも身体医学的接近の可能な外因性あるいは身体因性精神疾患においても、事情はそう単純ではない。すなわち一つの身体的病因で多様な精神症状が出現するし、他方多様な身体的病因でも同じような精神症状が出現することがある。たとえば前者では、進行麻痺における痴呆型、うつ病型、統合失調症型の差などが、また後者ではアルコール性、熱性、脳炎性などにみられるせん妄状態の出現などがよく知られている。特に前者の場合、梅毒性脳炎という身体病理の他に、それぞれの患者がもつ素質因さらには生育史、環境など精神的条件も無視することはできないであろう。

また心因性精神障害については、発病を促す心理的誘因の他に、その基礎となる準備性の条件の存在が必要で、これには身体的素質因も欠かすことができないと思われる。

いずれにしても、一般に発病原因がはっきりしていると言われる外因性精神障害の場合にも、心因性精神障害の場合にも、ともに身体的要因、精神的要因それぞれを考慮すべきことがあきらかであり、問題はただその比重の違いにあるのだといえよう。

ところで最も問題とされる内因性精神障害の場合はどうであろうか。結論を先に述べると、身体的および精神的素質因があり、これに精神的刺激あるいは身体的ななんらかの過程が加重累積されて、精神病といわれる精神症状が発現するというべきであろう。そして一旦このような状態が出現すると、この事実そのものが「自我の構造」あるいは「人格」の変化をもたらすことになる。そしておそらく発病時にも「自我」の問題は本質的な重要性をもっているであろう。先述の外因性あるいは心因性精神障害を考察する際にも、この「自我」あるいは「人格」の問題は外すことができないが、内因性精神障害を考える場合にはこれが不可欠さらには本質的な核をなしているように思われる。この「自我」についての考察こそ、まさに精神医学のもっとも本質的でしかも厄介な課題であるが、ここでは「身体的な構成要素を基礎にもった精神的な活動実体であり、エネルギーと統一性（緊張性あるいは構造）をもったもの」であると述べるに止めたい。このようにして精神障害の考察を進めるに際しては、身体医学にはない「自我」あるいは「人格」という概念を除外することができず、この「自我」あるいは「人格」の問題こそ、その患者の歴史（生育史さらには人生史）を担っているものといえよう。

次に身体医学における疾病概念について一瞥したい。まず病因論について、身体医学の中でももっとも疾病過程のはっきりしているはずの感染性疾患をとりあげよう。ところである病原性細菌が体内に侵入して、そこに感染病が発症するわけであるが、この発症が全ての人に起こるものでないことはよく指摘されるところである。ここでも病原体としての細菌の存在とともに、これに反応する個体の側の条件を考慮することが大切である。この個体の側の条件をほとんど無視して、大量の抗菌剤を使用するようになったところに、医原病発生の一つの原因があったと考えるべきであろう。さらに連鎖状球菌という一つの細菌を採り上げても、この同じ病原体が急性扁桃腺炎、細菌性心内膜炎、リューマチ性関節炎、あるいはエリテマトーデス（?）などのいろいろな疾患をひきおこすわけで、前者から後者へ向かうほど、細菌の側の条件から個体の側の条件に重要性がうつることになる。

次に疾病分類について考えよう。一つの疾患を採り上げた時、そこには一つの発病因と一つの病態生理と一つの発病部位が存在する。たとえば慢性結核性脳脊髄膜炎を採り上げるとする。これを脳脊髄膜炎の系列の中で細菌性、ウイルス性と並ぶものとして考えるか、一方肺結核、腎結核などの系列の中で結核性疾患の一表現型として考えるか、それぞれ異なった分類の仕方が考えられる。すなわち一つの病気あるいは病名は発病因と病態生理さらには発病部位の組み合わせの中から、臨床医学にもっとも都合がよいようにつくられた人為的、便宜的な分類であるといってよいであろう。

このようにして、精神医学がモデルとしてきた身体病も決して或る発病因によって一元的に決定されるような、また人為的要素の全くない個有な実体として存在するようなものではないことがわかる。精神医学はいわば身体医学の中に、現実には存在しない疾病の理念型を一方的に夢見てきたといってもよいのではなかろうか。

ところで精神疾患においては、実際にはこれまで述べてきたような複雑微妙な疾病分類、病因解析に加えて、先述の「自我」の問題を抜きにして考えることができないため、その接近は一層の困難さを増す。そこで次に精神医学における大切な方法論である症例研究の方法を採り上げることにする。ここでは歴史学の方法が非常に参考になる。E・H・カーは、その著書の中で過去の事実がそのまま歴史になるのではないという。過去の多くの「事実」の中から、現在の歴史家が「意味あると思う事実」――これは「事件」となる――を採り出すのであり、過去を歴史としてみるのは現在の立場からであるという。次にいかにして歴史研究が科学になり得るかの問題に関しては、見方という一つの仮説と資料という事実の集積が互いに相互的に高めあって、より事実に近い歴史に近づいていく。すなわち歴史は歴史的意味という点からみた選択の過程であり、因果追究的な態度の「選択的体系」である。ここでは「なぜ」と「どこへ」が重視されると説くのである。

ここで述べられた態度は精神医学研究の方法論にとってもたいへん参考になる。特に症例研究の立場で、なぜ彼がここでこのような発病をしたのかを分析していく時の、臨床家の姿勢に対して示唆するところが多い。患者が発病したという現在から過去を見直し、しかも過去の事実の集積の中から、発病にとって意味ある事件を採り出してくる。さらに仮説としての一つの見方を立てて、そのもとにこれらの事件を因果的関連の流れの中で統一的に理解しようと目指す。臨床家はこの事件の連関と仮説の相互的な作用を通して、より正しい見方へと到達すべく努力を続けていくわけである。このようにしてはじめて患者理解、さらには疾病の分析は深まっていくであろう。

以上の考察を通して、身体医学の場合と比較し、発病因のみではなく、個体の側の素質因が甚だ重要な意味をもつこと、特に精神現象に特有であり、本質的である「自我」あるいは「人格」の問題を抜きにしては精神障害を論ずることができないこと、さらに精神医学の精神医学たる所以である精神症状においては体験内容が問題とされるが、これをも含めて事件や症状発生の意味関連性が重要であり、歴史研究を参考にしたこの把え方を通して、より正しい疾病理解に到達する努力が続けられるべきことなどを指摘した。

このような前提の上に、本論（あらかじめ提出してあった2節の原稿）をあえて採り上げた立場に関して、以下簡単に説明を加えたい。

ところで現今の精神医学界の混乱は、精神医学の面よりも、精神医療の面においてより深く、より本質的であるように思われる。そしてそれは精神病患者の見方あるいは精神病患者に対する立場の混乱に起因しているように思われる。

一般に精神病患者に対する見方は歴史的にふりかえると、狂人としてみて隔離するか、これに対する反省としてヒューマニスチックに看ようとするか、あるいは自然科学的な研究対象として疾患の立場から扱おうとするかのいずれかの立場が大勢を占めてきたように思われる。しかしそのいずれの場合も、そこでは対等な治療関係、すなわち患者・治療者関係が成り立っているとはいえなかったのではなかろうか。身体疾患やあるいは神経症の治療においては、原則として対等な人格としての関係、すなわち治療契約の関係が成り立つことを前提として出発する。しかしいわゆる精神病においては、これが原則として成り立ちにくく、むしろこの点にこそ精神医療の本質があると考えてもよかろう。しかし精神医療の場、さらには精神科病院が患者の収容や隔離の場所ではなく、真の治療の場となるために、患者・治療者間に対等な人間関係をつくる目標としての「病気」の概念を提唱しようとしたのである。すなわち本論を通して、「病気」の問題をその当事者である患者に返していく過程、また治療者が同情的にではなく、専門的に「病気」の問題の一部を背負うことにより、やがて患者自らが主体的にこれを背負えるようになる過程こそ、精神医療あるいは治療の目標であろうと言いたかったわけである。

ところで、患者の示す精神症状、特に患者が表現する体験内容の中に「意味」を見出し、これをなるべく深く了解しようとする努力の過程は直接精神医療の本質につながっている。しかし内因性精神病の場合には、この努力の果てに了解不能性の壁が立ちふさがっていることが多い。ただその場合、患者の示す病理性の故にではなく、患者と治療者の立場や境遇の相違による不平等性起因の了解不能性もまたあることを常に自戒していなければなるまい。このことを考慮に入れても確かに了解不能性の現実はあろう。そこで次に先述の歴史研究で参考にしたごとく、一貫した一つの見方すなわち仮説をもち込むことによって、この了解不能性の壁に立ち向かい、病気の内容を解釈し、こうしてそれまでより了解の幅を一層拡げていくことができるようになる。

このような努力を続ける作業の行きついた先に、ある種の構造が浮び上がってくるに違いない。その構造とは、平均概念としての正常性というものが示す秩序からの乱れと言い換えてもよいかも知れない。しかして、この段階ではじめて、自然科学的な実体概念としての「疾病」をもち込むことが許されるであろう。すなわち精神医学的臨床の観点よりすると、自然科学的な、あるいは身体医学類似の「疾病概念」（ここではむしろ「疾病構造」ということばが適当である）は上述のごとき了解努力の果てに存在する一つの目標なのである。または了解努力の限界にあらわれる一つの仮定であると言ってもよいかも知れない。(ただしこの作業は継時的に行なわれるというより、同時的に行なわれると考える方が妥当であり、さらにここで述べた実体概念としての「疾病」を先の「仮説」にとり込むことによって一層その了解の深さを増していくことができる。すなわち、了解努力と仮説と疾病構造は相互影響的にその質を深めていくであろう。)

2

精神医療が一種の混乱に陥っているこの時期に、あらためて精神疾患とは何か、その疾病概念を明らかにすることはきわめて意義のあることだと思う。

ところで疾病概念の問題とは、広義の診断の問題であり、正しい診断のもとに、はじめて的確有効な治療方針が立てられるであろう。しかしこれまでは経過、予後を見通し、治療方針に適切な指針を与えてくれるようなきめの細かい診断が立てられることはあまりなかったように思われる。たとえばこのことは統合失調症診断においてよくみることができる。統合失調症か否かの診断には熱心であっても、一旦その診断が立てられると、その後は治療に直接結びつくようなきめの細かい疾病分析を追究する熱意がもはや失われることが多い。そしてこのことはおそらく、医師の、あるいはその時の精神医学のもっている統合失調症観と深い関係があろう。

一昔前には、統合失調症は適切な治療の見当らない病いとされ、精神科病院において医師のなすべき業は主に患者の観察にあったという。そこでは統合失調症の治療に関して、至って悲観的である反面、医師の心理には一種の諦めとまた割り切りがあったのかも知れない。一方最近の精神医療の世界を支配している雰囲気はすっかり変わっている。統合失調症は治療できる病いであり、治るはずである。もし治らないとしたら、治癒を阻害している要素がどこかに存在しているはずだという方向に変わったように思われる。かくして治療担当者は非常に熱心になるとともに、一種の切迫感をもつようになってきたといえる。患者の治療がはかばかしく進展しない場合、治療者はその治癒阻害因子を治療者自身の能力の足りなさに求めて自らを責めたり、あるいは患者をとり巻く環境、たとえば家族の無理解に帰したり、さらには医療体制の不備や社会のあり方の悪さに求め、その問題点を追究しようとしたりする。一昔前の医師に諦めとともにゆとりがあったとしたら、現在の医師には罪悪感と不全感、あせりがつきまとうのである。このことは現在みられる精神医療の混乱と無縁ではないように思われる。

これに対して、私は臨床医の立場から、いずれにも行き過ぎがあり、真理はその中間にあると思うものである。そしてこの問題こそ、まさに精神疾患をどう把えるか、疾病概念についての考え方と密接に結びついたことである。現実の臨床場面では、個々の患者の具体的な諸相をよく把えた個別的な診断と予後判定がなされ、その上に立って適切な治療方針が出されるべきものと考える。以下これらの問題を症例を混じえながら検討していきたい。

精神疾患と精神医療の本質に関する考察

まず精神医療が対象にしている精神疾患について考察を加える。その厳密な定義はなかなかむつかしいことだが、ここでは先へ進むために簡単な整理をしておきたい。すなわち「精神疾患とは、なんらかの原因によって、後天的にその精神活動に異常をきたし、そのために環境に十分適応できなくなった状態」といえよう。ところでその発病因については、1節で述べたように、身体因、精神因が各症例に応じて比重を異にしながらそれぞれに考えられる。そしてその度合に対応して、これにふさわしい身体的治療と精神的治療がなされる。もちろん心身相関ということが言われるし、非特異的な身体療法の有効性も確かである。ただ精神医療の精神医療たる所以は精神的な障害をその対象としているというだけではなく、精神的な働きかけをその本質的な構成要素としているところにあるものと考える。ここで精神的な対象に精神的な働きかけをするということは、その精神的な対象、あるいは精神症状の中に「意味」を見出し、これに対して「意味ある」働きかけがなされることであるといえよう。かくして患者は、治療者側の働きかけに含まれる「意味」を受けとって、その精神的な構えが影響を受け、精神障害に対する治療的効果が発揮されるものと思う。

次に精神疾患の本質について、ここではひとまず精神医学的な知識を括弧に入れて、事態をありのままにみながら、この問題の整理をしたい。そしてこのような問題がもっとも顕わに示される統合失調症を例にとって考えていくことにする。

統合失調症の患者はよく妄想や幻聴を体験する。患者にとって、彼をとり巻く世界は悪意ある雰囲気に満ち、そこでおこる出来事は何か意味あり気であり、また外界からは意味あり気な内容が語りかけてくる。このようないわゆる病的体験に対して、それを内に秘め、これに耐えて、なにごともないかのように振る舞えれば、これらの現象は彼の精神内界のこととして社会的には破綻を示さずに済む。しかし一般にはそういうわけにはいかず、彼はこの病的体験の影響力に抗することができず、これに支配されて、異常な言動に出ることが多い。こうして平静な我を失い異常な言動に出た患者を、社会は「気が狂った」人、すなわち「狂気」と判定する。そして社会は「狂気」と判定した人を、その社会の正規の構成員から除外するのである。彼はかくして、もはやその社会の中で健康な構成員と同じ資格では住めなくなる。すなわち古くは「狂気」は社会から排除された者、正当な構成員の資格を奪われた者だったのであり、このことは現在に至るも本質的には同じであろう。ただ「狂気」がいつも全く否定的な役割しか果してこなかったと考えるのは一面的に過ぎることもここで追加しておきたい。

ところでこの病的体験も、これに起因する病的言動も、結局は患者の精神内界に由来したものである。精神的に変調をきたしたためにおこった自らの精神的異常を自己の異常、自己の問題として自覚することが少なく、外界が変容したものと認識する。さらに内容的に考えても、自己の精神内界の内的葛藤が外界へ投射されている場合が多い。すなわちここでは自己の問題を外の世界へ転嫁しているわけである。そしてこの成り行きを自覚することなしに、異常な言動へと常軌を逸していく場合、彼は「狂気」となる。このようにしておこった「狂気」を社会はその社会から排除しようとする。このように考えると、「狂気」はいわば一種の規範概念であるといえよう。このような「狂気」に対して、臨床医学たる精神医学はいかなる働きかけができるであろうか。特に先述のごとき内的葛藤が病的体験に転換する真の機制も、またこれに対する特効的処置も未だ解明できていない現状においては。

ところで「狂気」に対して「病気」という概念がある。「病気は苦痛の中にあって、そのために休養を要し、世話を受けるべき状態」とされる。そしてまさに「病気」は臨床医学の対象なのである。「狂気」が「病気」となることによって、はじめて臨床医学の一分野である精神医学は、この「病気」となった精神疾患をその対象として扱えるようになるのではなかろうか。さて「狂気」を「病気」とみるということは医師の側の問題だけではない。このことは医師以上に患者にとって、本質的に重要な意味をもつものと考える。それは患者が病的体験も内的葛藤も含めて、自らの精神疾患の問題を「病気」とみとめ、「病気」として扱えるようになることを意味する。「病気」であれば、治療を受けることが当然になろう。精神障害における基本的問題の一つは「病識欠如」であり、受療意欲の不適切さなのであるから、以上のことは至って本質的な事柄に関係してくる。

ではいかにしたら患者にとって、「狂気」が「病気」になるであろうか。これこそ治療者の第一の仕事である。ここで病的異常体験をもつ患者を例として考えてみよう。これまでの精神病理学的な興味は概してこれらの病的体験の形式面に重点がおかれていたように思う。しかし形式面だけを問題にしている限り、患者にとってはあまりみのりがあると思えない。医師がただひたすらその面にのみ追究の目を向けていれば、患者は自分が単に医師の知的興味の対象にされているだけではないのかと感ずる可能性が大きい。実際今もなおなぜ幻聴がおこり、妄想が発生するのか、その真の原因、その真の機構はわかっていないのだから、このような追究をするだけでは目の前の患者にとって直接の役には立たないだろう。さらに患者にとって、病的体験の形式面だけに注目されることは、患者が恐れている「狂気」のレッテルを貼られることにもなり兼ねない。

現在はただ事実として、ある種の精神病的状態に陥ると、患者は自己の精神的変調を、さらにはその精神内界の問題を、外界の変化の中に感じとるようになることがわかっているだけである。故に病的体験の形式ではなく、その内容こそが患者にとって深い意味をもっているはずである。もちろん患者はすぐには病的体験の内容が、自らの心の問題であることをみとめようとはしないであろう。それ故に一層治療者はこの内容面に、それへのとらわれ方も含め、注目して、これに敏感な配慮を傾け、その意味するところを把えるよう目指すべきである。こうして病的体験の内容のもつ意味をめぐって、患者と面接の会話を重ねていくことにはみのりがあり、これに対してはやがて患者自身も真剣に応対する時がくるに違いない。

ところでその内容を深く追究していくうちに、患者の心のあり方の問題点が判明してくる。たとえば患者は口惜しさとか恨めしさなどの感情にとらわれている。そしてなんとかこのような感情を晴らそうとしている。しかし患者が現にこころみているやり方では、このまつわりついた感情は深まりこそすれ、決して癒されることがないのであろう。むしろかえって事態はますますこじれていくようにみえる。治療者は患者の反応をみ、面接を重ねていくうちに、このような患者の心の持ち方のゆがみあるいは無理に気付くようになる。そして治療者はこの点を患者に単刀直入に指摘することはできる。しかし当初患者はこの問題点を理解し得ないか、あるいは問題点をみとめつつも、これを改められないことが多い。そしてこの患者のかたくなさは面接の場面で十分に話題とするに足るものであり、これに対しては患者自身もなんらかの対応を示すものである。かくして患者が自分の心の中のゆがみあるいは無理にとらわれて、そこから抜け出ることのできない時、治療者はこれこそまさに「病気」であると判断して、患者に提示することができるし、患者自身もこの時点に及べば不承不承であっても、その病的であることをみとめざるを得なくなる。ただこのことがみのるためには「時」が必要である。治療開始当初は患者のとらわれの苦しさを十分理解するように努めることが大切であるように思う。

しかし以上のことは決して患者に「狂気」というレッテルをはることを意味しない。「病気」と「狂気」とは明らかに異なる。患者が避けようとしているのは「狂気」とされることであろう。なぜならば「狂気」とは人格の全的否定であり、社会からの排除を意味しやすいのであるから。患者が「狂気」をみとめたがらないのはこの点からだけでも当然であろう。しかし「病気」であれば、これから治ることも、また再び「病気」にならないように求めることも可能である。なお患者に対して、「狂気」すなわち「精神病」であることを率直に伝えて、患者の心の中に残された健康部分に働きかけ、いわばその目を覚まさせることが必要な場合もある。このようにして医師は患者に対して、「狂気」の判断と「病気」

の判断を適切に使い分けなければならない。

以上述べたように、患者に対して「病気」と判断を下すことは、患者の病的問題点の把握であり、その指摘である。さらにそれに止まらず、患者のもてるものの優れた点、治療過程にとって有利な点をもの指摘し、激励すべきであろう。このように診断と治療方針の決定は、純粋に精神医学的疾病学的な面のみでなく、身体的、環境的側面に加えて、患者の心のありようの細かいひだまでをも含んだものであるべきなのである。

そもそも「病気」は身体疾患において明らかなように、身体全体のうちのいずれかの部分が病んでいるのであり、そのために休養を要し、その期間に他の健全な部分が動員されて、病気の部分の自然治癒過程が進んでいくものである。また病気におかされた部分が回復不能の場合は、他の健全な部分が発達して、その損傷部分の代わりをつとめることによって、全体的な回復をはかろうとするものである。精神疾患においても、この間の事情は似ているであろう。

さらに精神疾患の場合には身体疾患の場合と比較して、「病気」としての判断が比べものにならないほどの重要性をもっていることを指摘したい。一般に精神的実体に対して、「名付ける」ことは相手を積極的にしろ、消極的にしろ、そのように変えていく影響力をもつものである。そして「そのようにみる」ことは、「そのようにする」ことに通ずる。「そのようにみられる」ことは、「そのように、あるいはそうでないようになる」ことにつながる。医師が患者を「病気」とみることによって、患者の精神状態、さらにはその後の生活自体は、そのように影響を受け、変化していくであろう。「狂気」と「みなされ」、精神科病院に収容すべき者と「された」患者のその後の陳旧固定像の中には、社会や医師または精神科病院によって「なさしめられた」部分が相当にあるのではないかと想像する。このように考えてくると、患者の把え方、名付け方とは本質的に重要な意味をもったものであるように思われてくる。

さて患者が治療者との面接の経過を通して、自分の問題点に気付き、それを克服すべく努力を始める場合がある。この段階に至れば、それはもはや「病気」をのりこえて、自己洞察に至ったものといえよう。もちろん自己洞察ができたからといって、問題がすべて解決したわけではない。彼の心の中には「弱点（ロークス・ミノーリス）」、あるいは「泣きどころ」が残っている。しかしそれを最小限におさえて、これによって彼の全人格またはその全生活が支配されることのないように自ら制御する心構えはできたわけである。そして事態がここにまで至れば、「生きる」ということに関して普通健康人といわれる人々とどこが違うであろうか。

発病過程

以上のごとき視点に立って、統合失調症の経過を検討し直してみたい。

患者はある体験をする、そしてこの体験は彼の心の中の「弱点」あるいは「泣きどころ」を刺激するのである。多くの場合、彼はその問題点を深く自覚しようとしないし、場合によっては、その問題点をなんとか押し隠そうとする。しかし彼はその「泣きどころ」を刺激されているために、不安を感じ、この不安感をまぎらわそうとして、一種の悪あがきや強がりをこころみようとする。だが多くの場合、このこころみは成功することなく、逆効果を生んで、かえって彼の不安感をつのらせることになる。そしてついにその不安に耐え切れなくなって、破綻をきたした時、世界は彼に対してふとその様相を変え出すだろうと思われる。彼をとりかこむあたりの雰囲気は疑惑と不信に満ちたものとなり、こうして被害妄想の世界が始まる。

〔症例1〕（略）

すなわちこの時点で内的不安が外的世界の変容にと転嫁されたわけである。ところでこのような現象は二次性妄想という言葉であらわされる場合のように、正常人といわれる人々の場合でもおこらないわけではない。すなわち内的不安が強ければ、妄想的変容がおこり得るが、正常人の場合は視点の転換を行なうことによって、妄想にのみこまれることなく、その外的変容を内的不安の自覚へと復せしめることができる。統合失調症患者の場合にあっては、正常人の場合と比較して、内的不安が一見些細な刺激によって外的世界の変容へと転嫁されやすい点、および前述した如く視点の正常への転換がおこりにくい点、すなわち妄想世界にのみ込まれやすく、この修正が困難な点に大きな特徴がある。いずれにしても、こうして妄想的雰囲気をもった病的世界におち込んだあとも、患者はその不安からなんとか逃れようと懸命な努力を重ねるに違いない。しかしそのような努力が成功をおさめ得ずに、ますます悪循環を重ね、常軌を逸した言動に身をまかせた場合、彼はついに「狂気」に至るのである。ただいかなる病的精神状態にあっても、病的変容をこうむっている部分と、現実への適応回復を求めて主体的に生き続けようとしている部分が混在しながら、実際の精神活動は成り立っていると考えるべきであろう。

再発過程

患者の「弱点」が「病気」をひきおこし、ついに「狂気」に至る経過は、再発過程を通して一層よくみることができる。

〔症例2〕（略）

〔症例3〕（略）

症例を通しても明らかなように、一旦統合失調症を経験した者は、概してある種の再発しやすい脆さをもつようになる。そしてその再発とは全く原因不明のもの、あるいは内因性のものというより、環境、心理、身体などを含めた患者にまつわる状況と関連しており、しかも患者おのおのにとって独特な内容をもつもののようである。さらに実際にこうして再発を繰り返す患者は具体的な生活上のハンディキャップを負うようになる。そこで発病そのもののきっかけとなった心理的葛藤のみならず、このためその後の人生をみのりあるものにできなかったという相乗的な不満要素も加わって、患者は一層口惜しさ、恨めしさなどの怨念的感情にさいなまれるようになる。その上患者が元来もっているかたくなさとか執念深さなどの特徴的な性格傾向のために、これらの感情の整理はますますむつかしい。

このような準備状況の中で、これらの感情が刺激されるような事件が発生すると、患者の気持ちは激しい動揺を受けることになる。概して患者はこのような感情の整理が下手である上に、これらの感情の存在を素直にみとめることができずにあせり、逆に押し殺そうとして無理をする。そしてこのようにしてこころみた行動は、恐らく統合失調症者にとって本質的ともいえる勘どころの把握の悪さや末梢的なものの切り捨てにくさなどのために、所期の目的を達成することができず、事態はますます混乱して、むしろその感情をさかなでし、一層不満とあせりをつのらせることになる。このように行動と感情が悪循環を繰り返すことによって、ついにこの押し殺され、つのってきた感情は突出口を求めて爆発し、ここに病的体験が発生するに至るとみることができる。

こうみてくると、病的体験とは押し殺された感情の病的充足といえないこともない。いずれにしても、このような感情によって自分がふり廻されていることを知り、なんとか自ら立ち直りをはかろうと努力している過程、さらには発生した病的体験を異常なこととして異物視し、現実的な助けを求めている過程は「病気」の段階といえよう。しかしこのようにして発生した病的体験に左右されて、異常な言動にその主体的な生の営みをゆずり渡した時は、それはもはや「病気」をこえて、「狂気」の段階に至ったものといえる。

なお〔症例3〕で述べたところだが、患者が自信過剰気味となって、その時点で示す自己拡張的なこころみについては、これを一概に病的なものと断定すべきではなかろう。おそらく正常児の発達過程でも、このような経過を通して、自我を成長させていくのではなかろうか。しかし患者の場合、一般にこのようなこころみはその拙なさの故と、年齢も関係した周囲の人々の寛容度の低さの故に、失敗に終わることが多い。しかし治療の観点からいえば、このように一見再発を思わせるような患者の言動の中にも、自我の発展成長を求める患者の正常な主体的生の営みが含まれていることを見誤るべきではないだろう。

軽快過程および治療過程

かくして精神医療における治療とは、患者に対して、その病的体験の中にも、自分の問題点があらわれていることを自らみとめるよう患者を導くことであり、さらにその「弱点」を自己制御する力を身につけさせることとなる。

ではいかにしてそのような力を患者にもたせることができるであろうか。一般に精神的な力あるいは自我の強さは、何ごとかをなすことによって、またはよい人間関係を通して強められ、たしかなものになっていくのであろう。精神医療の場にあっても、治療関係に助けられながら、治療者との面接の過程を通し、患者の問題点を検討するという共同事業によって、さらには作業への参加を通し、以上のことを一層深めることによって、患者の自我の強化が効果的になされるであろう。

なおこれまでの入院治療では病的症状がとれると、それで一応治療の役割は終わったものと考えられていた。しかしこれは治療の前段階をなしているに過ぎず、今まで述べてきたような患者自身による自らの「弱点」の把握とその制御能力の育成、すなわち自我の強化という後段階こそが治療の主目標になるべきではなかろうか。

ただ〔症例3〕で挙げたように、一見病的誇大拡張的にみえながらも、実は自我の正常な一種の成長過程と思われる出来事が起こることもある。これをも病的なもの、再発の徴候として、否定的にのみ評価したら、患者には救いがなく、立ち直りのきっかけさえ奪ってしまうことになるであろう。治療の後段階を重要視することにあわせ、患者の言動の的確な評価とまた治療者自身が治療状況に対して完全癖に陥らないように心すべきである。そうでないと徒らに患者の在院期間を長くすることになり兼ねない。

また以上のことに関連して、統合失調症のいわゆる「欠陥」という状態も、一つの適応型と考えられないこともない。患者は自らの敏感な「弱点」の曝露をこのような形で庇護し、その生活の破綻を防ぐ知恵を身につけたのかもしれない。このことに対して一方的に否定的な評価を下し、患者を一人前扱いしないのは、患者に対してあまりにも酷な対応ではなかろうか。一般に身体的障害に対しては、そのような偏った判断を下さず的確な評価ができるのに、精神的な事象に対しては、極端に甘くなるかあるいは極端に酷しくなる傾向がある。一旦統合失調症になると、患者は完全無欠な人間にならなければ、どうも一人前に扱ってもらえないようである。

〔症例4〕（略）

〔症例5〕（略）

結　語

かくして精神疾患に対しては、患者にとっても、治療者にとっても「病気」とみ、「病気」として扱う姿勢が大切であることになる。患者の行動上の反応も含めた病的症状の中に「意味」を探し出して、これを患者に提示し、「狂気」を「病気」にひきもどすことが治療者の役割である。そしてこの「病気」の自覚を通して、患者に自らの「弱点」を制御する力を身につけてもらうことである。身体疾患でよくいわれる「闘病」という心構えは精神疾患の場合にも当てはまるのであり、以上述べてきたような考え方を通して、それが可能となるように考える。

もちろん精神疾患と身体疾患とはいろいろな点で大きな相違がある。しかし精神疾患を「狂気」のままにしておいたのでは、臨床医学の働く場はないであろう。精神疾患に対して、身体疾患のモデルをただ当てはめるのではなく、身体疾患にみられる「病気」としての立場を与えることによって、はじめて臨床精神医学が成り立つのではなかろうか。

治療の目標とは、「狂気」の状態から闘病可能な「病気」の状態にうつすこと、そしてさらに「弱点」をもちつつも日常生活を営んでいけるような健康状態に導くことにある。極言すれば、このような疾病概念の整理の中に、臨床的治療的な精神医療のあり方が示されているものと考える。

† 討論

土居　いま、あなたのお話の中で最初に、こういうふうに考えることには落とし穴がある、というところをもう一ぺん説明してくださいませんか。

吉松　身体医学では身体疾患が一つの生物学的な単位として割り切れているだろうという錯覚をわれわれが持っているように思うのです。しかし、それはいま私が説明したように、身体医学の場合でもそう割り切れてはいない。精神医学が進行麻痺をきっかけにして、あれを一つの疾患モデルにしたということになっていますけれど、身体医学でもあり得ないような理念型を精神医学で追究しているのではないか、そこに落とし穴があるだろう、ということでございます。

加藤　アウトオーダーというのは社会からの逸脱であり、病気というものは医者が扱う対象である――こう非常に明解におっしゃっていただいたんですが、精神病は病気ではないというお話ですね。狂気、すなわち精神病、これはアウトオーダーのもので病気ではないということですか。

吉松　わかりにくくて失礼いたしました。そこのところは概念規定としていったわけで、この原稿そのものがあいまいだったのですけれども、精神病という場合、生物学的な範疇としての精神疾患というものがありますね。それと同時に普通、精神病という言葉を使う時、社会的な意味があるわけです。しかし、それは先ほど申したように、精神医学が一つのバックにあるわけであって、それを前面に押し出して患者を診ていくという態度には抵抗があるということです。要するに、社会的な意味で狂気というような見方をされて、患者はわれわれの前にきますね。しかしわれわれがそれにすぐ反応してしまっては、臨床医としての役割を果たす場がないだろうと思うのです。すなわち、われわれが患者さんを狂気としてみる限り、われわれはもうお手上げである、ということなんです。

加藤　「患者に対して狂気すなわち精神病であることを伝えて……」とありますのは……。

吉松　これは全く臨床的治療的な一つのテクニックなわけです。

加藤　狂気すなわち精神病であることを伝えるというところに、問題があるのじゃないんですか。

吉松　これはむしろ、「あなたは狂ってるよ」ということによって……。

加藤　ああ、そういう意味ですか。アウトオーダー即精神病ではないんですね。

吉松　ええ、アウトオーダー即精神病あるいはここで私が言おうとした病気ではないんです。ここで「あなたは狂ってるよ」、ということがかえって治療的にプラスになる場合もあるということで、狂気ということばがすべての臨床の場面に使えないということではない、ということをいいたかったわけです。

井上　さっきおっしゃったカーの歴史学の変遷の件ですが、あれは私も常々感じていることで精神医学の一面性なんですが、カーは現在からさかのぼってある意味連関を持った過去の事象を連結する、その意味とこの事象との間にインタラクションみたいなものがある、それを繰り返すことによって一つの科学としてのサイエンスの道が開ける、そういう意味のことをいっているわけですね。

吉松　そう思います。

井上　そのときにカーは普遍妥当性ということばを使っていますか。

吉松　法則性ということばでした。

井上　法則性でしょうね。それから、これは確かに身体医学でも一つの原因でさまざまな症状がおこり、別の原因で同一の症状がおこる、その例外は遺伝性の病気じゃないか、とおっしゃっていますが、そうでもないと思いますね。遺伝性の病気でも一つの症状をおこす複数の遺伝子が知られている場合がいっぱいありますし、それから一種類の遺伝子でさまざまな症状がおこるということが知られていますから、これはやはり同じだと思います。

それから私、わからなかったのは、身体医学における疾病分類、疾患分類、これが人為的だとおっしゃっているんですが……。

吉松 たとえば、こういう意味だったんです。これも非常にプラクチカルなんですけれども、たとえば結核性髄膜炎、化膿性髄膜炎、無菌性髄膜炎と、髄膜炎のほうから並べていく行き方もあれば、結核のほうを取り出して肺結核、結核性髄膜炎、腎結核というつなぎ方もあるわけですね。

井上 わかりました。現状としてそういうかなり便宜的な疾患分類が使われている、ということであって、身体医学における疾患分類の本質が便宜的である、という意味ではないですね。

吉松 ではないですけれども、実際われわれが使うときにはそういうことになるわけですね。

井上 実際に使う上にはそういうことになるが、本質はそうではないということですね。

吉松 そうですが、必ずしもそのことと本質とを分けられない面もあると思います。

土居 またファインシュタインを引き合いに出すけれども、たとえば躁うつ病で大陸と英米の間で、あるいは日本との間で、非常な診断の違いが出てくるということをよくいわれるんですね。だから、精神科における診断概念というのは非常に不明確だということをいわれるんですけれども、しかし彼によると、身体病に関しても国によってものすごく診断名が変わってくるらしいですね。

井上 そういうことがあるといってることと、身体疾患の本質がそうであるといってることでは全く違うんで、どちらかということを伺ってるわけですよ。

吉松 前者のほうなんですけど、ただ先ほども申し上げたように、われわれは身体疾患の分類をモデルに精神疾患の疾病分類をしようとしているわけです。しかし現実にある身体疾患の分類もそういう便宜的なものでできあがっているんだ、ここのところが……。

井上　悪いということですか。

吉松　良い悪いということよりも、やる以上は必ず便宜的なものが入ってくるし、臨床医学上の有効性というところから分類していくのじゃないかと思うんです。

井上　必ずしも全部そうじゃないと思うんです。たとえばフェニルケトン尿症というのはりっぱな疾患単位だと思うし、これは便宜的な分類ではないですよ。

吉松　それは遺伝的なものですね。遺伝的なものは一つの単位として割合取り出していけるのじゃないかと思うのですけれど、大部分のものは遺伝的なものではないですね。

井上　それ以外のものは本質的に人為的な分類の要素が入るということですか。

吉松　そう思います。

荻野　細菌性の疾患ですね。

吉松　細菌性のほうは明瞭に分けられなくて、人為的な分類を使わなければ位置づけられないだろうと思うんです。

荻野　チフスと赤痢とか、いまの遺伝性の疾患とどこが違うんですか。

吉松　位置づけなんです。同じチフスでもいろいろな形で出てきますね。要するに、ほんとに急性伝染病としてのチフスもあれば、慢性胆嚢炎としてのチフスもあるわけですね。だから、ただチフス菌がつかまったからそれできちっとした分類ができるというものではないだろう、そういう意味なんです。

笠原　「症例3に見合えば一種の正常な自我の成長過程……」とありますが、これは臺先生流にいうと絶対あり得ないことになるんでしょうか、それとも絶対でもないですかね。あるいはポジティブ・フィードバックの方が、ネガティブ・フィードバックよりはっきりわかるというべきでしょうか。

臺　ポジティブ・フィードバックというのはぐあいが悪い方ですよ。

笠原　そうですね。そしてネガティブ・フィードバックの方は統合失調症の場合にはない。成長ということばを使うのは当を得ないということになりますか。

臺　いいでしょう、成長といっても。

笠原　疾患である間は成長というのは起こりっこないのではないですか。

臺　疾患には成長という属性はない。ということは患者に成長がないということではないです。

土居　ですから、さっき先生との間で問題になったような症例でも、成長の可能性はあるわけですね。ついでにいうと、あなたの論文で終わりのところに「一ぺん統合失調症になると患者は完全無欠な人間にならなければどうも一人前に扱ってもらえないようである」、これが一番おもしろかったんですが、どうもそういう傾向ありますね。

吉松　そうですね。

井上　精神科医もそう思っているということね（笑）

土居　特に精神科医が……。

臺　しかし、それぐらい危険性を含んでいるといってもいいでしょうね。

土居　その危険性はどういう意味ですか。

臺　先ほどの症例の話にも出たんですけど、これほどよくなっているのに、さらに完全無欠を要求したくなるくらい、あぶなっかしさを持っているといってもいいんですね。それが統合失調症の場合、いつも底に流れているというのが問題ですね。

土居　そこにもう一つ問題がありますよ。それは再発ということを、非常に悪いことであるという考えがどこかにあるということです。再発してもかまわないじゃありませんか。再発の自由も奪っちゃ、気の毒な気がする（笑）

臺　生活臨床の諸君が始終いってますが、われわれは再発を恐れない、そして再発を繰り返すたびにその次の再発がより押さえられる可能性が増える、ということをいうんです。いうけれども、やはり実際の場合には恐れられている。患者自身もそうです。

笠原　少なくとも生活臨床には成長という、統合失調症にもなお成長があるという考え方がありますね。そういう考えを入れるか入れないかで見方がだいぶ変わってくると思うのですが。

臺　だから再発を恐れないし、それから一歩ずつ進みたい。進む可能性は認めるんですよ。にもかかわらず、一〇年やってそして振り返ってみると、どうしてここまできてなおかつ同じような失敗を何度も繰り返すのだろう、という疑問が出てくるわけです。

土居　ですから、そこで私はもう一ぺん食いさがりたいんです。再発を恐れないというのは先生、から元気じゃないですか。どこかに再発というのは悪いことである、失敗である、という観念があるわけじゃないですか。

臺　いいことじゃないんですね、患者にとっても医者にとっても。

土居　しかし、失敗ではないでしょう。

臺　失敗じゃないですか、少なくとも。

土居　いや、もしたとえば先生の疾患概念によるならば、それはそれこそオートマティックに起きることなのであって……。

臺　いや、そんなことといってないですよ、ちっとも。疾患と患者の生活とを同一視しないで下さい。だから僕は、統合失調症者の生活を運命的なものであって宿命的なものじゃないといってるでしょう。

土居　ですから、そこで失敗という受け取り方をすることには、僕は非常に抵抗を感じますね。失敗というふうに見たら、患者も救われないな。医者も救われないし。そこから成長の可能性もなくなってしまうと思う。

臺　僕はそれちょっと……。土居さんも無理してらっしゃいませんか（笑）

笠原　回復というのには少なからず臨床的には悪化と見ておかしくはない。しかし、そこにクライシスがあってのりこえるという成長に必要な再発もありうると考えることが、当を得ているかどうか。

土居　だから、再発なんです。再発としてとらえるなら、僕はなにも疑問感じませんけど、先生が思わず知らず〝失敗〟ということばを使われたところに、僕は問題点を感ずるんです。

臺　危機の処理の仕方に前にやったと同じような誤ちをおかすんです。だから失敗といったわけです。

土居　しかし、それは病気でしょう。

臺　病気じゃなくて、疾患のために……。

笠原　そこに前と同じでない面もありませんか。

臺　ありますが、型がよく似てると思いませんか。実によく似た形で失敗するんですよ。

吉松　非常に似てると思いますけど、僕は自我というような抽象的な概念を使ったのですけれども、起こってくるシュープに対する心がまえとか対応のしかたが前より違っていると思うんです。それが成長ということだと思うんです。

臺　それでも失敗の型を変えるほどの力を持っていないことが多いですよね。

吉松　それは僕はやむを得ないじゃないかと思うんです。

臺　問題はそこなんです。なぜ、やむを得ないんですか。

吉松　それはなにも患者さんだけじゃなくて、普通健康人といわれる人にもそういう要素はあるのだと思うのですね。たとえば、私は非常に緊張するほうなのですけれども、いくら緊張しなくていいと思っても、きょうもこれを始める前には非常に緊張したのです。私のこういうパターンは、おそらく一生続くのだと思います。たまたまそれは発病しないで済んでいる。だから、患者さんもある場面にくると、ある一つの強い感情的な葛藤が出てくる。それに対してどう抵抗して、それをうまく処理して発病まで至らないようにするか、そういうことを患者さんに教えることができると思うのですが、あがるというパターンはもうやむを得ないのじゃないでしょうか。

臺　あがることは別に病気じゃないですよ。

吉松　いや、患者さんの再発過程にはそういう内容があると思うのです。

臺　それはもちろんあります。そのときにその患者さんはどうして統合失調症的な症状を持って反応してしまうのだろうという問題でしょう。

土居　ええ、それでいいんです。ですから先生が疾患のために同じようになるとおっしゃるんで、僕はそのままのみますけど、それを失敗という概念をぱあーっと先生が不用意に出すことに対して、私はえらい抵抗を感じるな。

臺　どうして不用意という受け取り方をされるのだろう。だって、生活面だもの、失敗に間違いないんだもの。失敗というときには生活面でいっているんですよ。

土居　生活面と先生の医学と全く水と油のようにまじわらないものが一緒になってるような気がしてならない。

臺　僕、そういわれるのがよくわからないんだけどね。先ほど吉松さんのお話にも、意味の体系と……自我と意味と疾患というものを並べましたね。それが了解努力の果てに了解不能が出てきて、そしてそのときに疾患という概念があらわれてくる、というふうにもいわれましたね。そうすると疾患というものが意味体系の中に含まれているかのごとくに聞こえますが、疾患というものは元来、意味体系とは関係ないものですね。たとえば、フェニルケトン尿症という疾患概念は意味体系とは無関係のできごとです。

吉松　いや、ここでは内因性精神病に限って話を進めているわけです。

臺　内因性精神病を疾患とお認めになるんですか。

吉松　みるわけです。

臺　そうだったら、その意味体系の果てに疾患というものを考えられるというのはどういうことですか。

吉松　これは臨床的な操作なのですよ。

臺　臨床的な操作の上で、了解努力の果てに疾患というのが出てくるというのは、医者の操作であって、そういうところでもって吉松さんは意味体系と疾患というものの接点があると考えられるわけね。しかし、疾患というものの接点をそこに求めるのは、疾患についての本質的な属性ではないね。

吉松　ではそれ以外のどこにあるのでしょうか。

臺　だって、意味体系とは関係なしに疾患は存在する。

吉松　ええ、そうかもしれません、実際は。だけど、そこのところはわからないわけですね。

臺　だって、たとえば統合失調症で、僕が再発準備性とか、それから躁うつ病で、生体時計の異常なんてことを取り出すときには、意味体系とは全然無関係ですね。

吉松　ええ、そうですね。特に躁うつ病についてのそういう考え方は。

土居　ですから、なぜ失敗とおっしゃるんですか。

臺　だって、それは生活面でそういう意味体系と全然関係のないできごとが、失敗としてあらわれるということを医者は知っているべきだ、とこういっているわけです。そういう意味体系と関係のないできごとが生活面に大きな影響を及ぼすということを見抜き、予測し、それを予防しようというのが医者に課せられた特徴的な任務だ、とこういっているわけです。

吉松　そこで、意味体系と関係ないとおっしゃったんですけれども、私がいいたかったのは、もっと努力すれば意味体系、了解できる可能性はもっともっとふえていくだろう、最初からそういう……。

臺　もちろんそれはそうです。だけど意味体系を追究するということとは別に、疾患のほうは疾患としての論理で追究されるべきものだというんです。意味体系の方からいくら追究しても、接点は不能のところでぶつかるだけの話で……。

吉松　そういう見方をしますと、患者がある事件をきっかけにして再発した場合に、「あなたは生物として再発したんだから」、というような見方にならないでしょうか。

臺　なりません。

吉松　そういうニュアンスを非常に強く感じるんですが。

土居　どういう手品をそこで使うわけですか。

臺　私は現実を承認することから始めるんです。

荻野　先生、疾患の論理と生活面での失敗との間に無限の距離があると思うんですね。

臺　無限というのはどういう意味ですか。

荻野　無限というのは生活面であらわれた失敗を疾患の論理から当然の帰結として見るような見方がなされたとき、患者は吉松先生が緊張する傾向は一生続くだろうといったようなものとは比較にならないくらい、こたえますよね。そういうものが治療の場面で出ないだろうか、ということを恐れているわけです。

臺　それに助力の手を差しのべるのが私たち医者の務めじゃないでしょうか、というんです。たとえば慢性アルコール中毒の患者が自力ではどうにもならなかったことを認めます、といいますね。そこから治療が始まるわけでしょう。

荻野　そうすると、前述の土居さんのあれになりますけど、私は統合失調症であったことを認めますというところから統合失調症の治療が始まるんだったら、統合失調症の患者は……。

臺　それは統合失調症でも同じなんですよ。自分でもどうにもならないことを認めてくれればおそらく薬はあまりいらなくなるでしょう。

荻野　だから、先生はアナロギヤとしてアル中の例を出されたわけですね。

臺　僕がいうのは、アルコール中毒の場合には、自分でもどうにもならなかったことを認めて、疾患としてのアルコール中毒の治療とつながっているわけです。しかし、統合失調症の場合には自分で統合失調症と認めないのが普通ですね。病気のなり始めには統合失調症になるのじゃないかという強い恐れを、統合失調症の患者さんは持ちますね。だけど、一旦発症すると最後までなかなか病気と認めないし、またそのように認められることを非常に恐れていますね。そういうことと統合失調症の疾患としての論理があることとは、ところどころでいろいろな形で接触はするけれども、違うシステムができると思いませんか。

土居　違うシステムができるとおっしゃるんですか。

臺　はい。

土居　僕はどうもそこのところに論理的な矛盾があるし、一貫性がないし、先生が医学と医療を峻別されるのは、それは医学をやる場合と医療をやる場合とは全然違ったことでやっていらっしゃるような感じがする。そして、ことにそれを失敗概念で、失敗という観念で再発をみておられる限りは、やはり僕らはいい医療にならないだろう、僕はどうしてもそう思いますね。そこに論理的な矛盾として認めないで、そこをパッと飛びこえていらっしゃるんだと思うけれども、しかしそれだと医学と医療とはどこまでも結びつかないんじゃないでしょうか。

井上　僕はいまの話聞いていてこういうふうに理解するんですが。その間を結びつけないで切り離すというよりは、生活臨床の場で失敗と称せられるような再発をした患者さんの場合でもやっぱり、その人は疾患と共存しているわけでしょう。そこを否定はしていないと思うんですがね。つまり、そこに再発した患者さんがいますね。それは失敗なんだ、生物学的にこれこれの現象が起こったんだ、ですむとは臺さんはいっておられないだろうと思うんです。やはり人間がいるんですよ。

土居　だから、失敗を防ぐために努力するんだ、とおっしゃるわけでしょう。

井上　それはできるだけ努力するわけです。

土居　しかし、いくら努力してもそこに疾患があるから、限界はある。

井上　現実に、われわれは基本的に治そうと思っても治せない患者がいっぱいいるわけですね。そういうものに対してたとえば生活臨床という立場でアプローチしたときには、簡単なことばでいえば、疾患と共存している人間を扱っているんじゃないですか。僕はそれは否定してないんだろうと思う。

臺　それから、たとえば失敗というと極端な場合を考えればいいんですよ。患者が自殺しちゃうということがあるわけですよね。これはどう見たって失敗としかいえないじゃないですか。

土居　それは医者の失敗というなら、僕はまだわかるんですがね。

臺　当人にとっても失敗でしょう、自殺してしまえば。成長もないでしょう。

土居　医者の失敗、医療の失敗というならまだ筋道は通るけど、それを患者の失敗ととっていいんですかね。どうも僕は、それは生物学的な見方にも矛盾する見方だと思う。

臺　いや、失敗といってるときは生物学的にいってないんです。

土居　その辺、非常にうまく右と左に分けて動いていかれるんで……。

臺　だって、元来、生物としての人間、それはそういうものじゃないでしょうか。

内沼　生物としての人間、あるいは疾患に罹患した人間に対して、たとえば生活臨床である働きかけを加えた場合に、それで疾病過程自体に影響を与えるような、少なくともそういう働きかけによって影響を与えうるような疾病過程ということは考えられないのですか。なにか疾病過程というのは非常に固定した生物学的なもの、臺先生の考えではそういうふうに受けとられるんですが、少なくともある働きかけに対してある反応をするような疾病過程というのは考えられると思うんですが。私、電電公社の管理所というところに行ってるんですが、そこの関口先生が「精神現象というのは一種の外分泌じゃないか、内分泌ばかり考えていないで」というようなことをいっておられ非常におもしろいと思ったんです。たとえば、ある糖尿病の患者に対してホルモンを与える、それと同じように、精神疾患でも、たとえある疾病過程であるにしても、そこに外分泌を与えることによって疾病過程が変わるという、そういう少なくとも変わり得るような疾病過程が統合失調症にあり得るのじゃないか、というふうに思うんです。

臺　だから、それは全然否定してないんですよね。先ほど笠原さんがいわれたみたいに。しかし、現在われわれの持っているやり方でもってどうにもならないものがあるということも知らなくちゃならぬし、そのどうにもならない部分に対して、われわれがなんとかしてそれに働きかけようという努力を怠ったんじゃ医学でなくなるだろう、といってるだけの話です。現在、どうにもならないものがあるということは、ある意味でいって謙虚に認めなくちゃいけないと思うんです。

土居　もちろん、そうです。それはわかりますけど……。

砂原　さっき吉松先生が身体症状の場合のことをおっしゃって、私もだいたいそういうように思うんですけど、精神医学の方でこういうふうに疾患の概念だとか、あるいは疾病の分類のことを非常に問題にされて、そういうときに身体的な疾患あるいはアナロギーをモデルにして考えられるわけなんですけれども、しかし実際はそういうふうに議論をなさっていらして、ある一面では身体疾患と精神疾患との違いをあらわにされようとされるし、ある場合は共通点をできるだけ広くとろうとされるわけですけど、本来は病気あるいは疾患――今回は、使い分けがむずかしいようであるんですけれども、本来は身体と精神との病気が一緒にカバーできるような概念、あるいは逆にいえば身体疾患が精神疾患の理論から取り入れるべきものがやはりあるんだ、というように考えていいんじゃないかと思うわけです。

それから身体疾患の場合でもいろいろと診断があり、あるいは分類があいまいである。精神科だけでなく、程度問題である。たとえば慢性肺気腫というのと慢性気管支炎というのと、イギリスとアメリカとで、イギリスにも慢性気管支炎という診断があり、肺気腫という診断があり、アメリカにも同じような診断があるわけですけど、統計の上から見ると、イギリスには慢性気管支炎がやたらに多くて、アメリカじゃ肺気腫が非常に多い。それでイギリスのフェッチャなんかがシカゴに行って両方で見て、結局アメリカの肺気腫はイギリスの慢性気管支炎……。とにかく同じものを違った名前で呼んでいるというんじゃないんですよ。両方診断しながら、そういうカテゴリーだというようなこともあるくらいで、やっぱり相当混乱があると思う。

それから吉松さんが指摘されたように、医学というのは治療と、患者を救うということに始まってそれに終わるもんですから、やはり疾病の概念、分類なんてものもそれに非常に影響される。たとえば、肺結核の点では、日本では岡先生の岡分類という結核のレントゲンの分類があって、めんどうなものを一生懸命覚えてやったんですけど、近ごろみな忘れてしまって、いま化学療法が出てそんなことどうでもよくなって（笑）、こまかく分類してみたってなおるものでもない（笑）。ですから、臨床医学というのはそういう実際的なものに相当左右される。身体医学の場合でも同じだと思います。ちょっとつけ加えました。

土居　どうもありがとうございました。

統合失調性疾患類型の細分化について

藤縄　昭

1　まえがき

わたしは本論において「精神医学における疾病概念」を、臨床精神病理学の立場から論じたいと思う。たとえば、すでにパウルアイクホフが試みているように、精神症状とかその経過、症状変遷などに眼を向けるにとどまらず、病者の生活史、病前性格、発病状況などをできるかぎり詳細に考慮することによって、内因精神病のよりきめ細かな疾病類型の分類が可能になるのではないかという試論である。そしてかかる試みは、症状論的研究の相補的役割を果たす、臨床精神病理学の重要な課題の一つであろうと考えている。

統合失調性精神病については、その症状と経過、発病過程などから類型化しようとする試みは古くからあって、クレペリンについては内沼氏が本書で詳しく論じているし、あるいはまた立場がまったく違うが、クライスト、レオンハルトの分類(1)もわが国でかつて熱心に論じられた。近年ではリュムケ(2)の真性統合失調症と仮性統合失調症、キスカー(3)の中核統合失調症と自我症《エゴパチー》、黒沢(4)の過程統合失調症と反応統合失調症など、統合失調症をいわば真偽の二つに分けようとする方向がみられた。しかしこれらの研究も大勢に影響することはほとんどなく、「分裂病の型の著しい多様性は、現在ますます強く前景にでて……、「分裂病」の診断がますます不満足になっており、分裂病概念の基本的修正は、もうほとんど避けられない。この分裂病という名称が今日ひきおこしている無秩序は、それが作り上げた秩序より大きい」（パウルアイクホフ）[5]といわれるほどになっている。他方、今日の精神医学の別の傾向が単一精神病の方向にふたたび向かっていることを、かつてコンラット[6]が指摘したが、それにはエイ[7]の疾病図式、意識野の構造解体と人格（自我）の変容と疎外という見地もそれに入るであろうし、千谷[8]のような統合失調症概念解体の方向もそれであり、また現今の薬物療法の非特異的効果が背景にあると思われるレンネルト[9]、キューネ[10]らの内因精神病の普遍病因論につながると思われる。このような疾病論的状況のもとで、ワイトブレヒト[11]が「純粋に類型学的に中核群と見做される内因性の古典的な類型とならんで、症状群としてできるかぎり詳細に輪郭をつけることの可能な簡潔な類型をきわだたせ、なかんずく辛抱強く忍耐強い経過研究をする必要がある」というのは、常識的ではあるが、十分に理解できる発言である。

　以上述べてきたように、内因精神病の屑籠のような役割を負わされてきた統合失調症という疾病概念が、いろいろと臨床精神医学の立場から検討されてきているのであるが、本来E・ブロイラーが統合失調症群と呼んだごとく、複数の症状群が考えられていたわけで疾病単位——実体としての疾病単位——として把握されていたわけでなく、クルト・シュナイダー[12]はその診断を類型診断として、実体的な疾病診断とは区別していた。統合失調症という類型はその第一級症状を抽出することによって確かめられるという思想は、今日では容易に認められないところであるが、内因精神病の鑑別診断が類型診断であるという考え方は認めざるをえない。ただこの統合失調症という疾患類型が、既述のように、あまりにも茫漠としたものとなり、わたしはいまいちど統合失調症概念を放棄して、内因精神病のより細分化された疾患類型を記載してゆくことによって、——それはクレペリン以前に帰ることになるが——、新しい疾病概念の把握へ新しい途が拓かれて行くのではないかと考えた。

　わたしがここでとり上げようと思う観点は年代の問題、つまりはじめて病的現象の発症した時点である。すでに好発年齢についての研究はあり、また晩年《スペート》寛解という現象も知られている。精神疾患を思春期、退行期、老年期などの年代によって分類しようとする試み[13]もあったが、それは既存の疾病類型を好発年代によって分類しようとするに過ぎぬものであった。はじめて病的現象の発症した時点という意味で、年代を重視しようとする観点は、生理学的、心理学的（とくに発達心理学的）な年代の特性が問題になるばかりでなく、生活史的、性格的、ならびにその年代での対人的布置などに、年代的特徴がみられるように思われたからである。本書で笠原氏が「彼らがその上を歩く内的行動の軌跡」と呼んだ人生経路とも無関係ではない。パウルアイクホフ[14]は「三〇歳代における妄想‐幻覚精神病」という精神病理学的疾病単位を提唱したのであったが、それは三〇歳代にみられるすべての妄想幻覚性精神病を包括するものではなく、範例的に挙げられた症例から、その輪郭をある程度明確に定義できる、一つの疾患類型として考えられた。経験的に彼の挙げたような症例は比較的まれなように思われる疾患類型であるが、発病時の詳細な観察から、その病像の経過と予後について、予測可能とする観点が示され、臨床実践的にはきわめて有意義な立場と思われた。このパウルアイクホフの提唱した疾患類型を状況論的に考察した市川ら[15]の報告が、すでにわが国で発表されている。

　年代を重視しようとする観点は、考えてみればけっして目新しいものではなく、クレッチマーの多元診断法の発展として把えることができる。たとえば彼の敏感関係妄想[16]においても、性格、環境、鍵体験といった主要因子のほかに、彼が代表的典型として挙げた妄想類型では、——その症例記述からわかるように——二〇歳代後半の独身女性にみられる「老嬢の色情関係妄想」とか、若年男子の「自瀆妄想」とか、年代的視点と無関係ではない。つまりある年齢層においては、その年代に固有の問題性があり、その年代における挫折が特有な症状群、あるいは疾患類型を形成する可能性を示している。

この試論でわたしが挙げようと思うのは、一つはかつて自己漏洩症状群の研究から、自己漏洩性統合失調症と呼びうる類型があるのではなかろうかと述べたもののうち、とくに典型例にしたがって、疾病類型として明確化できるものを述べようと思う、以前の研究の続きであり、二つにはいまだ少数例であり、なお熟したものではないが、同じような発病の状況と経過を示した二〇歳代後半の男性の、一過性の妄想精神病である。症例を挙げて例証しようと思うが、その症例記述に際しては匿名性が保たれるように十分に配慮した。しかし精神病理学的に肝要な諸点は事実に即している。

2 自己漏洩症

その自己漏洩性症状群について、症状論的特徴はすでに幾度か論じてきた[17・18・19]。今ここで「自己漏洩症」などという新造語を、またあえて用いたのは、統合失調症という概念を使わない方向で整理しようと考えたことと、またこの種の症例がいわゆる境界例と近縁であるからである。われわれとほぼ同時期に植元[20]らは「思春期妄想症」という疾患類型を報告し、その症例のなかにはわれわれの「自己漏洩症」も含まれているように思うし、年代的視点がその名称に示されている点で、このたびの試みからいえば、われわれの名称よりも秀れているかも知れない。わたしは年代に重点をおくといったが、同時に症状群の構造的特徴にも関心があり、自己漏洩症という名の方をとった。

範例的症例としてはかつて報告した症例⑱を挙げる。

症例　O・S　男子、高校生。

遺伝歴。実母が非定型精神病の疑い。

生活歴。生後六カ月で実母と離別、以後は父方祖母に養育され、早熟な児で、小学校時代は学業成績の優秀な、しっかりものといわれていた。三歳のとき継母がきて、六歳のとき異母弟ができている。継母にはなつかず、弟との対抗心が強かったようである。

発病状況。彼は一三歳の春頃から意欲に欠け、孤立化する傾向がみられだした。その年の夏に自慰をおぼえて自責感に悩んでいる。一四歳の五月頃に、おもに「隣に坐っている人が気になりだし、自分の視野が広がって横の人まで見えるようになり、また隣の人もじっと自分を見ているよう」（横恐怖）に思えたが、この当時から「肛門のあたりがむずむずして、肛門から臭いが出ている。肛門にしまりがなくなった」（自己臭体験）と確信するようになった。

経過。そして周囲の人たちも、彼が「変な臭いを発散している」（関係妄想）といい合っているように思う。このように自己臭体験があらわれてからは、社会的孤立などの自分の悩みのすべてがこの自己臭によるものと思われ、精神的には幾分楽になったが、しかしこの時期から登校拒否がはじまり、自室に引き籠もるようになった。中学三年の後半からほとんど通学できなかったが一応卒業は認められ、また高校受験にも合格した。

一六歳の春、自己臭を痔による肛門のしまりの悪さに由来するものと考えて、彼は高校入学直前に痔の手術をうけ、自己臭を治しておこうと考えた。その手術後は、自己臭のことは気にするまいという努力を必要としたものの、高校には順調に通った。通学はできたが、友人との会話はほとんどできず、孤立した、引き籠もった生活が続いていたという。高校二年の夏になって、ふたたび自己臭体験が前景にで、また友達と「話し合うことができないので、つい自分は人をじろじろ見てしまい、人は僕が近づくと、自分を避けて逃げて行く」（自己視線恐怖）と感じだし、とうとう登校できなくなった。

この当時から、「自分は無意識のうちに喋っているのではないか」という、いわば独語恐怖がはじまった。「とくに静かな場所、あるいは緊張しなければならない場所に入ると、自分で気付かぬうちに助平なことを言ってしまうのではないか」と恐怖するのである。このような独語恐怖は、ときとして妄想的確信を伴うことがあって、「無意識のうちに喋ってしまい、したがって自分のいやな考えを人が知っている」といった考想伝播の症状を示した。

患者は一七歳のとき、高校二年生の秋に入院してきた。初診時、抑うつな表情で、言葉数は少なく、一見したところ抑うつ的な統合失調気質の青年という印象を与えた。彼の主訴は、自分がいつも不快な臭いを発散しているというのであって、「腸が異常醗酵するために、肛門から大便臭が洩れる」という。入院の直後には一時期、上記諸症状が軽減したが、一カ月を経た頃からふたたび顕在化して、病院内の生活においても他の患者と会話することはほとんどなく、孤立し、自己視線恐怖、自己臭恐怖が訴えられていた。この種の対人恐怖が後景に退くときには、上記の独語恐怖（ないし妄想）が前景にあらわれ、考想伝播に発展するのであった。このような自己漏洩性の諸症状は治療期間を通じて変遷消長することはあったが、そのいずれもが完全に消褪してしまうことはなく、また影響症状群を来すことはなかった。さらにまた、ときとして抑うつ的–虚無的状態をしめすことがあった。抗うつ剤をはじめ、その他の向精神薬による薬物治療も、ほとんど奏効しなかった。

予後。約三年の入院後、彼は退院して高校を中退し、家業を手伝うことになった。病像に本質的な改善はみられず、自閉的傾向が強く、社会適応は困難であった。そして退院後四年目に自殺している。

このような症例の特徴を図式的に挙げるとおおよそ次のようになる。

発病状況

元来、優秀だとか、しっかり者だとか、あるいは腕白であったり、おませで大人っぽいといわれ、自我の強そうに見えている、しかし一方では愛情欲求の満たされぬ思いをしていた少年少女が、一〇歳代の前半（多くは中学二年から高校一年にかけての思春期前期）の年代で、交友関係においてなんらかの挫折感を味わい、しだいに社会的孤立化とともに、自己の体感的統一を失って行くという形ではじまる。

病像

前景に立つのは自己漏洩性症状（自己視線、自己臭、醜貌などについての恐怖、伝播性体験）であって、これらは被害感を伴い、訂正不能である。病識に欠けているが、他方治療意欲は旺盛であって、熱心に加療を求めることが多い。人格崩壊への傾向はほとんどみられず、症状は状況変化によって左右されることが目立つ。

経過と予後

一般的にいって長期にわたり、自己漏洩性症状は内容を変えながら固定的に続く。状況の変化によって、ときとして改善され、またその経過に影響のみられることもある。しかし、ついには常同的に自己漏洩性症状ないし身体的愁訴のみを訴えるようになる場合もある。長期にわたって治療的に関与した例で（とくに男性例についてであるが）、今日までの経験からは、自殺に終わった例が比較的多いように思う。

この種の症例で問題として考えねばならないことは、思春期前期にいたってその欠如態を明らかにしてくる、自我構造の特殊性であり、とくに同年輩の仲間からの孤立化が目立つように思われる。

3　二〇歳代後半における一過性妄想精神病

わたしがこのような疾患類型をとり上げようとした動機は、職業決定をせまられた青年が、家族の文化的状況と自己の所属する文化的状況との裂け目にはまりこむ危機を端的に示しているという点である。病像は急性で、妄想知覚を主症状とし、幻声などはみられず、経過が一過性であるが長期にわたる治療関係を必要とする。経験例はすべて修士課程を修了して、博士課程に進学する年代（二五歳から二九歳）の大学院生であり、偏った症例にもとづいているが、一つの類型として把握できるように思われたので、このような整理の仕方もあるのではないかと考え、このたび報告することにした。次に範例的な一例を略述する。

症例　T・Y　男子、大学院生。

遺伝歴。特筆すべき精神病的負因はない。

生活歴。ある老舗の料亭の長男であり、下に二人の弟がいる。料亭は母がとり仕切っており、父（養子入婿）は家業より社会的活動の方に興味がある。長男である患者は幼少時より学業に秀れ、中学・高校ととくに理数系の成績が良く、K大学理学部に入学した。しかし江戸時代から続いているという料亭では、当然古い慣習があり、ある種の特異な文化的雰囲気を醸していたわけであるが、彼が敗戦後の時代に養育されるとき、両親はいわゆる「ものわかりのよい親」として、彼の希望するままにその進学の途を選ばせた。

大学生活では、とくに目立つこともなく、授業に真面目に出席し、学問とか研究生活に価値をおく一つの文化的状況に身を置き、迷うこともなく大学院修士課程に進んだ。ここでの二年間も無事に過ごし、修士論文で学会の評価を受けるほどの仕事をすることができた。

発病状況。修士課程を修了したとき、特別に両親の方が問題にしたわけでもなかったのに、彼はおのれの長男としての役割意識から、家業の料亭は兄弟三人のうち誰が継ぐか問題にして、ある夜両親と弟たちを集め家族会議を開いた。つまり患者は家の歴史を考え、みずから料亭か博士課程かのいずれかを選択し決断しなければならないと思った。いわば彼は料亭文化と学問文化とを二重に背負っていたことになる。しかし、次男ははっきりと後継ぎを拒否し、末弟は中学生で将来の決定はできず、結局この家族会議は徹夜に及んだが結論の出ぬままに終わった。その朝、彼は突然、高校時代に好意を抱いたことのある女性が彼を愛しているのだと思いつき（妄想着想）、早速手紙を書いてデートを申し出た。翌日約束の喫茶店に行ったが、彼女は来ず、あきらめて帰ろうとしたバスのなかに彼女がいた（妄想知覚）ということから、研究室の先輩を核とした広範にわたる迫害妄想が展開して行った。妄想主題はいたるところで監視され、行く先々に追跡され、自分の思考・行動がすべて見透されているという典型的な迫害妄想と、周囲の様子にただならぬ雰囲気を感じる妄想知覚とであったが、幻声、作為思考などの影響症状群はみられなかった。この迫害的世界と対決するように彼の姿勢は硬く身構え、多少とも緊張病性の硬さがあった。

経過。治療は外来通院での薬物療法を主として行なった。この妄想状態は薬物によって次第に鎮静されてゆき、約二カ月後には寛解した。しかしその後の彼の病的体験に対する態度はエピソードを排除するという姿勢で、妄想内容に対する批判は十分でなかった。彼はみずから料亭内にある家を出て、アパートで独立した生活を行なうようになり、博士課程に進んで、それも無事に修了した。そして彼の家業か研究かという葛藤は未解決のまま、いわば休戦状態にある。
　博士課程を終えて、今日ある研究所に勤めるようになったが、研究に対して特別没頭するわけでもなく――博士論文も資料はそろっているのに、ここ二年間書く気にならないで、最近はもっぱら囲碁に熱中し、父親と同様な、趣味人となって社会生活は安定している。なお、薬物を止めると不眠を来たし、落ち着かないといって、就寝前にきわめて少量の薬物をずっと必要とし（一時期、薬物を止めたら半月後に妄想状態が再燃した）、前述の休戦状態を維持している。三〇歳を越したが、学生風の生活様式を変えようとせず、結婚話にも乗らず、女性の友達も作ろうとしない。

　この例は、反応性統合失調症とも、非定型精神病ともみることのできる症例であるが、一つの疾患類型としてとり上げようと試みた理由は、次のような点で共通する症例があったからである。

発病状況

　家庭の所属する文化状況と、患者自身の志向した文化状況とは異質であったが、患者は意識するにせよ、意識しないにせよ、この二つの文化状況を背負って、いずれか一方に徹することはできなかった。しかし二〇歳代の後半にいたるまでは破綻することもなく、自分の選択した途を歩み、真に決断をせまられる時期になってはじめて挫折し、発病しているという点である。

病　像

　急性の妄想状態で、妄想知覚が著しく、幻声、作為思考などはみられず、しかも短期間の経過で寛解した。しかし病的体験に対する批判は十分でなく、病識にも欠ける。進行性はみられず（いわゆる人格欠陥への傾向はなく）、行動化《アクティング・アウト》もみられない。

経過と予後

異質な二つの文化状況に身を置く葛藤を、解決できぬまま「休戦状態」におくことによって、比較的容易に安定する。つまり、自己の状況を堪えうるように構成する患者と家族の、問題回避的態度が幸いしているようにみえる。治療者と患者の接触《コンタクト》は浅く、長期にわたって続き、なかなか決着はつかない。彼は永遠に青年のようである。

この種の症例はいまだ五ないし一〇年の経過しかみていないので、なお今後の追跡が必要であると思われる。

4　考察と結語

精神症状と経過、症状変遷などの類似性ばかりでなく、病者の生活史、病前性格、発病状況などの類似した症例をできるかぎり詳細に検討して、内因精神病のよりきめ細かな疾患類型の分類が可能になるのではないかという問題提起が本論の主題であった。極端なことをいえば、統合失調症と診断されている病者の数だけ、無数に統合失調性精神病の型があるという人もあるほど、この疾患では個別性が目立つのである。しかし類型学的な整理のために、なにかの指標を求めなければならない。わたしは、試みに本論に二つの類型を挙げてみたが、そこで類型化の軸としたのは症状群として特徴的な形式を見出すという方向と、他の一つははじめて病的現象の発症した年代の問題であった。自己漏洩症と呼んだ類型は主として前者の方向から導き出されたものであり、二〇歳代後半における一過性妄想精神病というのは年代の観点から引き出された類型であった。

このように疾患類型を細分化しようという試みはまた、すでに症状記述からもわかるごとく、自己漏洩症は境界例としても把握できるものであり、二〇歳代後半における一過性妄想精神病は非定型精神病ということもできる症例である。つまり、少なくとも統合失調症のクレペリン型(H・エイ)[21]ではなく、今日まで一括して境界例とか非定型として、定型的でないとされていたものを、精神病理学的単位として細かに類型化しようということになる。このような臨床的研究は、わたしの発想とは出発点を異にするけれども、パウルアイクホフが「非定型精神病――クレペリン体系の一つの修正の試み[22]」で論じたところと、極めて近接しているように思う。彼はそのなかで「今日、定型精神病、非定型精神病については、われわれの考えの根本的修正を避けることはできない。同時に多くの症例において、われわれの概念の根本的転換が必要なのであり、そこでは非定型なるものが定型となるのである」といい、内因性精神病の「もっとよく臨床の実際に合った構成と秩序づけの新しい精神医学的体系」を求める糸口になろうとしている。

わたしの試みはパウルアイクホフほど根本的なものではなく、体系化を目指すものでもないが、境界例も非定型精神病も含めて、広義の統合失調性精神病をある輪郭づけをもった類型に整理してみようという目的であり、その輪郭づけをする枠として、症状群の把握と年代の問題を挙げた。

文献

(1) Leonhard, K., *Aufteilung der endogenen Psychosen.* Akademie Verlag, Berlin, 1957.
(2) Rünke, H. C., Die klinische Differenzierung innerhalb der Gruppe der Schizophrenien. *Nervenarzt,* 29; 49, 1958.
(3) Kisker, K. P., Kernschizophrenie und Egopathie. *Nervenarzt,* 35; 286, 1964.
(4) 黒沢良介「症状と経過からみた分裂病の類型」精神医学、第九巻、一二二頁、一九六七年。

（5） Pauleikhoff, B., Atypische Psychosen. Versuch einer Revision der Kraepelinschen Systematik. In *Schizophrenie und Zyklothymie* Hrsg. G. Huber, Georg Thieme Verlag, Stuttgart, 1969.（保崎秀夫他訳『精神分裂病と躁うつ病』医学書院、一九七四年）
（6） Conrad, K. C., Das Problem der "nosologischen Einheit" in der Psychiatrie. *Nervenarzt*, 30; 488, 1959.
（7） Ey, H., *La conscience*. Presses Univ. de France, 1963.（大橋博司訳『意識Ⅰ・Ⅱ』みすず書房、一九六九年、一九七一年）
（8） 新福尚武（司会）、座談会「Einheitspsychose をめぐって、（その一）（その二）」精神医学、第一五巻、八二〇頁、九二八頁、一九七三年。
（9） Rennert, H., Die Universalgenese der endogenen Psychosen. Ein Beitrag zum Problem "Einheitspsychose". *Fortschr. Neurol. Psychiat.* 33; 251, 1965.
（10） Kühne, G.-E., Nosologische Möglichkeiten und Grenzen der Pharmakopsychiatrie im Blickwinkel der "Universalgenese der Psychosen". *Nervenarzt*. 38; 243, 1967.
（11） Weitbrecht, H. J., Endogene phasische Psychosen. Symptomenbilder und Verläufe. *Fortschr. Neurol. Psychiat.* 29; 129, 1961.
（12） Schneider, K., *Klinische Psychopathologie*. 9. Aufl. Georg Thieme Verlag, Stuttgart, 1971.
（13） v. den Berg, J. H., *Grundriss der Psychiatrie*. Gustav Fischer Verlag, Stuttgart, 1970.
（14） Pauleikhoff, B., Die paranoid-halluzinatorishe Psychose im 4. Lebensjahrzent. Beginn, Krankheitsbild, Verlauf. *Fortshr. Neurol. Psychiat.* 34; 548, 1966.
（15） 市川潤・斉藤征司「主として三〇歳台女性に発病する妄想・幻覚状態について」精神医学、第一二巻、四〇五頁、一九七〇年。
（16） Kretschmer, E., *Der sensitive Beziehungswahn*. 3. Aufl. Springer Verlag, Berlin/Göttingen/Heidelberg, 1950.（切替辰哉訳『クレッチメル敏感関係妄想』文光堂、一九六一年）
（17） 笠原嘉編『正視恐怖・体臭恐怖』医学書院、一九七二年。
（18） 藤縄昭「自我漏洩症状群について」（土居健郎編）『分裂病の精神病理1』東京大学出版会、一九七二年。
（19） Fujinawa, A. and Y. Kasahara, The Psychotic Experience of Having Self or Part of Self Escape into the External World. *The World Biennial of Psychiatry and Psychotherapy*, ed. by S. Arieti. Vol. II; 265, 1973.
（20） 植元行男ほか「思春期における異常な確信的体験について、その一、いわゆる思春期妄想症について」児童精神医学とその近接領域、第八巻、一五五頁、一九六七年。
(21) Ey, H., Einheit und Mannigfaltigkeit der Schizophrenie. *Nervenarzt*, 29; 433, 1958.
(22) Pauleikhoff, B., Atypische Psychosen.(前掲)

†　討　論

臺　ではどうぞ討論をお願いいたします。

内沼　自己漏洩症状のなかでも、先生方も、自己臭と視線をやや区別されているところがありますね。

藤縄　自己臭と視線の両方が重なって出るという例はなかなか少のうございます。まれにはございますが……。

内沼　私自身の関心はどちらかいうと、自己視線とか醜貌とか、そういった方面に関心があるのですが、こういう患者のケースを見てますと、たとえば赤面恐怖だとか、羞恥に関係があるものから、だんだんと変わってくるようにみられるのですが……。こういうタイプは、あるまとまった類型をなしてくるように思うのですが……。視線恐怖の場合には、どちらかというと、自分の視線の相手を破壊するという感じが強いようですね。自己臭の場合は、これと違ってどちらかというと、なにか漏れているというような。私自身の考えは、自己視線とか醜貌とかは、わりと、パラノイアというのか、人格構造がはっきりしている。これに対して自己臭になるとややはっきりしなくなるというような感じを持つんですが、その点はいかがでしょうか。

藤縄　私もそう思います。前回のお話をうかがっておりまして、パラノイアという概念がもう一度よみがえってくるとしたら、こういう症例ではないかと思うのですが。

内沼　この場合に、統合失調症という言葉よりは、やはりパラノイアといった方がいいと私は考えています。ノイアというのは思考で、それにパラがついて思考がずれているという意味ですから、非常に良い言葉だと思うのですね。そういう言葉がなくなってしまっているのは、非常にもったいないと思うのです。統合失調症というと、どうしても悪い印象を持つ人が多い。決して悪い印象を持つ必要はないと思うんですが……、ただあまりにも統合失調症自体が大きくなりすぎて、やはり言葉は変えられた方が良いのではないかというふうに私は思うのです。

荻野　このテキストから、自己漏洩の方ですが、発病状況のところで、優秀とか、しっかり者とか、腕白とかあるんですが、なにか家庭の文化が非常にレベルが高いというか、この人自身優秀なんだけれど、それ以上のレベルを求めている、志向しているという、そういう共通点はないのですか。

藤縄　むしろそういう形ではあまり気づいていないんですけれども、患者自身は、たとえば父と兄とがいつも高級な話、時事問題などを話していたので、自分は子供だったときに、童話などに興味を持てなくなり、そういう話にいつも入ってしまったとか、そういういい方をしましたり……、あるいは継母に育てられた患者で、祖母といわば共生的に生活することになって、祖母の思考がそのまま子供の時代に影響しまして、子供っぽさがなくなり、むしろえらく年寄りくさい思考法を小学校時代に身につけているような感じがするとか表現しております。

荻野　verstiegen といえないですか。

藤縄　いえないでしょうね。

荻野　それと関連するんですが、治療意欲が旺盛だが、病識に欠けているという……、ちょっと治療意欲ってのはおかしいですね。

藤縄　よく来診するということ、きちっと約束を守ってくるという意味です。そのような事情はどういったらよいのでしょう。

土居　治療意欲でも悪くないんではないですか。

荻野　僕はね、その治療意欲というのは、治してもらいたいわけだけど、治してもらう病気はないとなると……？　本人にとっては。

藤縄　いや、臭いをとって欲しいという期待はあるわけですよ。

土居　ですから、それはやはり一種の治療意欲です。進んでくる場合はすべて、たとえばノイローゼの場合でも、治してもらいたいと思ってくるわけですよ。しかし彼らはけっして自分の病気についてのEinsichtを持っているわけではないんです。その意味では、統合失調症と同じく病識は欠如しているわけですよ。

荻野　では、そういういい方が悪いとしたら、僕のいいたいのは、藤縄先生にせよ、わりと良い先生を選ぼうとする傾向が強いってことです。

藤縄　とくに良い医者とも私は思いませんが、とにかく頭から、「臭いがする」と訴えるのに対して、「あ、それは気のせいや」というような医者には絶対行きませんね。「臭いがする」といえば、「ああそう……」と聞き入れてくれる医者のところへくることだけは確かです。そして、わりと方々の医者を転々としているんですけど、先生は「気のせいや」といわなかったから続けてきたというような具合で、持続的に来診します。

土居　そして、治療意欲が旺盛にもかかわらず、あなたのところへたいへんひんぱんにくるにもかかわらず、あなたがたいへんアクセプトしているにもかかわらず、自殺が多いというのはどう説明したらいいのか。そのところを少し分析してみて下さい。

藤縄　むずかしい問題です。自殺される場合もいろいろあって……。

土居　治療中におけるものですか。

藤縄　いいえ、ちがいます。九分九厘は治療関係が切れてからです。切れてしばらくたってからです。故郷《くに》に帰らなければならないとか。

臺　どんな形で切れるんでしょうね。

藤縄　この自殺された例というのは、たとえばS地方の人であったり、T県の山奥の人であったり、京都まできていて、わりと長いこと治療関係を続けねばならないわけです。そして、これだけ治療を受けにきたにもかかわらず、あまり良くならなかったという、多少失望感をもって……、しかも家庭の事情もあって帰郷せざるをえない。その後、しばらく手紙の行き来もありますけれども、……それも切れて、便りがなくなって、私の方がどうしているのか気になって問い合わせたら自殺したことがわかる……。

笠原　治療中には起こらないんですね。

藤縄　一、二の例を除いて、治療中には起こりません。

笠原　一般的にいって境界例的な人は、自殺に終わりやすいのですかね。

臺　未遂に終わったのは。

藤縄　一例だけです。だからそれだけ本気の、覚悟を定めた自殺のようです。

荻野　僕は、今の自殺のことから思ったんですがね、verstiegen という言葉はよくないにしても、挫折感から、挫折体験から出てきていると思う。それに治療意欲というのも、とにかく、非常になにか救いを求めてくる。そしてそのつぎに、結局大人っていいますかね、主治医が力を持っている世界とか、父や兄が喋っている世界とか、なにか自分が達することのできない、完成された世界ですね、そういうものに対する敗北感……、そして自殺という末路をとったように思います。僕自身もそれを二、三度体験したんですが。

土居　その場合、治療ってものが、今ちょっと藤縄さんが控え目に暗示されたように、挫折が自覚される上でやはりかなり大きなファクターになっていますね。

藤縄　確かにこういう症状そのものはとれないんですけれども、治療の中断ではあるんですけれども、お互いの話の間では、それほど治療の挫折という感じで帰るんではないような気がするんですけれども……、わかりませんその点については。

臺　二つめの群についてなんですが、私ども、実際こういう御指摘をいただくと、自分たちにもこういう経験があるなと思い出すわけですが。このときに、発病、病像、経過、予後のきわめて類似した一群の中で、人格特徴、状況、病中の行動など一致したパターンがみられるという、この二番目のグループについては、大学院状況というものが相当大きな意味をもっているでしょうか。というのは、現在の日本の社会は非常に動いている。そして家庭の属する文化状況と、本人自身の志向した文化状況とが相反するときがずいぶん多いわけですね。そして大学院、ポスト・ドクターの問題もあるし、修士課程というある意味での不安定、ある意味では未来の可能性がいくつかあって、それの選択に迷うような状況ですね。こういう大学院学生のこういう状況ってものが、こういう一群の病像を作っているのに相当大きな影響を持つんでしょうか。

藤縄　大学におりますので経験例が全部そうだったもので、このようにしか書きようがなかったんですが、同じようなことは大学院生にかぎらず、この年代の人たちに十分起こりうることだと思っております。

臺　全部男子ということですか。

藤縄　はい、私の例は全部男子です。

吉松　先ほどの自殺の問題に、私は引っかかるのですが、先生のお話でも治療があまりうまくはゆかなかったとおっしゃっているようですし、患者の方もまだ十分治っていないように感じているということがあるわけですね。それから、たとえば患者がS地方へ帰るときに、向こうの医者に紹介状を書かれるということはされるわけですね。

藤縄　はい。

吉松　どうして僕がそういうことに引っかかるかと申しますと、このように自殺に終わる例が多いという書き方をされますと、それはこういう疾病の場合は、自殺がその人生史の一つの帰結として行なわれている。それはちょうど身体医学でいえばがんみたいな、予後不良な、死に至る病であるというようなお考えに読めてしまうが、そうなのか、あるいは治療という過程が介入したためにこういう結果になったのかそのどちらかによって、この疾患に対する考え方が相当に違ってくるんじゃないかと思ったものですから。ここで治療内容の是非ではなく、治療そのものが患者の人生史においてもつ意味を問題にしたかったわけです。

藤縄　がんのような意味で、予後不良と考えるわけではございません。自殺に終わったということには、たしかに治療関係が介入しておりましょう。しかし、彼らを知れば知るほど、「風変わりな人間の風変わりな人生」(内沼)ではございませんが、やはり自殺ということで、なにかその人が自分の人生を完結したような印象を抱いてしまいますもので……。

荻野　ビンスワンガーみたいですね(笑)

藤縄　いや、本当に……実をいえばこの人が治癒されたときの像というものが浮んでこない、そして結局は自殺に終わるのではないかという感じを抱かせる面がある。そういった印象が、私にこういう書き方をさせたのでしょう。

土居　そして、割合長くつき合った患者ほど自殺するんじゃないの、そうでしょう。

藤縄　そうです。

臺　横井晋さんが近頃こういうケース・レポートを書いたのをみたことがあるんです。横井先生の人間学的考察っていう論文があるんですよ。そしてこういう形で自殺にいくんです。

土居　いや、長くつき合っていた方が危ないんだ。僕はそう思う。だから、この自殺というファクターは、治療を勘定に入れないと、理解できないですよ。

藤縄　そうですか……。

土居　長期治療したものにかぎり自殺例が多いとでも書かなくては、正確じゃないんですよ。

笠原　あるいは、パラノイアってのは、なかなか人生航路をまっとうしにくい時代にあるっていうようなことはないんでしょうか。

土居　もちろんそうでしょう。僕は治療者にだけ責めを帰しようとは思わないけれども、しかし治療の長いものほど自殺ケースが多いんですよ。

藤縄　そして、こういう人たちはどういうわけか非常に長いつき合いを求めてくるもの、もっとも他にもっと長い患者もいることはいるんですけれども、まず接触の求め方が、私のところへの来かたが、そう深いコンタクトでもないのに、長く続きますね。

土居　そこらあたりに謎があるんです。あなたは薬物をお使いになりますか。

藤縄　非常に軽い……。

土居　どういう。

藤縄　マイナー・トランキライザー程度か、パーフェナジンの少量とか。

土居　案外、抗うつ剤の方が効くのではないんですか。

藤縄　思うほど効きません。抗うつ剤を使った時期もありました。けれどもあまり効果はありません。『正視恐怖・体臭恐怖』（医学書院刊）に書いておきましたが、自己臭が長期にわたらないで、二、三回ないし五回ぐらいの面接で、症状がすっと消えるタイプ（消褪型）があるのですが、そういうのには抗うつ剤がわりと効きます。

笠原　パウルアイクホフのいう三十代のタイプやこういうタイプの話を聞きますと、みな中核群ではなくてコンタクトのよい統合失調症、みなそうですね。パウルアイクホフのもそうですね。そういう意味でおそらく中核群とちがう……。

藤縄　そうです。中核群でないのを分けているんですね。

笠原　果たして、こういう臨床精神病理学的な類型を作ることに意味があるのかどうかということ。もちろん、今日の病像を新しくみなおしてつくるのではあるんですが。

藤縄　そう、それを根本的に議論していただき、批判していただかないと……。

内沼　案外、それが中核群に近いんだという考えがあってもいいのではないですか。

藤縄　ブランケンブルクとか、日本では木村敏さんが強調していることですが、単一型を中核におこうという考え方がありますね。寡症状的な統合失調症を。自己漏洩症は、そういう考えに近づきます。場合によってはスチューデント・アパチーなどにもつながってくるのでしょうか。

笠原　そうですね、もっとも、ずっとノイローゼよりの類型ですが、しばしば単一型とみられやすいものです。

藤縄　どちらが中核群であるのか難しいことですが、とにかく、寡症状的で、今日までの概念では単一型としかいいようのないものを、詳しくみていこうという観点があります。そのなかではいわゆる境界例の問題に関わってくることになるでしょう。

国際疾病分類と精神疾患概念

加藤　正明

ＷＨＯの国際疾病分類ＩＣＤは、一九七五年から第九回修正分類を併用することになった。その詳細は別に述べるとして、まずＷＨＯの精神疾患概念がこの国際分類にいかに反映されているかについて触れてみたい。

ＷＨＯとしては精神疾患概念について偏った考え方をできるだけとらず、むしろ世界各国における種々の考え方を平均した妥協案を望んできている。しかし全般的にいえばアングロサクソン系の考え方がつよく、仏、独の考え方は主流にはなっていない。このことはとくにイギリスのモーズレー学派の影響力がアジア・アフリカに対して根強いものをもっていることに裏づけられている。その代表的人物としてのステンゲルやルーウィスが一九五九年にＷＨＯに申し入れたのは、ＩＣＤのよって立つ精神疾患概念が、(1)地域性を越えた中立性、(2)鑑別診断の確実さ、(3)各国精神科医の受けいれ、(4)最多の共通性と統一性、(5)グロッサリの作成にあったことにも示される。

このモーズレー学派の呼びかけに最も積極的に応じたのはアメリカの精神医学会であった。一九五一年にレーネスを委員長として国内統一診断マニュアル第一版（ＤＳＭ－Ｉ）が検討され、一九五二年にアメリカの精神医学会編として出版された。もっともこのマニュアルは「診断および統計マニュアル」

という名が示すように、精神疾患概念そのものの問題ではなく、疾病統計のコーディングのためのものであった。それにしても全国レベルで、大学や病院のレシデントの訓練にアメリカ精神医学会が規準としてこれを用いたわけである。その立場は診断名として「反応」という言葉が盛んに用いられ、「統合失調症反応」「初老期反応」「躁うつ反応」「妄想反応」「精神神経症反応」などの診断がみられることに反映されている。これを精神生物学と精神分析学的立場に立つ力動精神医学的立場の表われとみることもできよう。

一九六〇年にステンゲルは「精神障害の分類」という論文を書き、この年にWHOは「精神障害の疫学」の専門委員会を開いた。アメリカ精神医学会は新たにヘンリー・ブリルを委員長とする委員会を常設し、アメリカ公衆衛生局も生物統計委員会を開き、その精神疾患専門部会を持ち、ブリル、プサマニワ、ズビン、アイゼンバーグなどが委員となった。

ＷＨＯも一九六一年以来、専門部会を持ち、英米両国の要請によって、九カ国委員会を開いたのが一九六三年九月のことである。これには英米のほか、オーストラリア、チェコスロバキヤ、ドイツ共和国、フランス、ノルウェー、ポーランド、ソ連が加わり、はじめて真に国際レベルでの疾病概念が討議されたが、これも統計分類のためという限られた目的のためである。この会議でとくに意見を異にしたのは、躁うつ病概念、神経症的抑うつ反応、人格障害、社会心理的剝奪のための精神薄弱などであった。これを調整するために、アメリカのブリルとソ連のスネズネフキーが選ばれた。英米の原案にソ連が一応納得するというかたちで、一九六五年に第八回ＩＣＤがつくられた。これを原案としてアメリカでは一二〇人の精神科医の検討を経て、一九六八年アメリカの診断統計マニュアル第二版ＤＳＭ‐Ⅱができた。同じ年にイギリスも医学用語及び統計委員会の精神医学部会がＩＣＤを検討し「精神障害グロッサリ」

を作成した。

ＷＨＯは第八回ＩＣＤができた一九六五年以来、精神疾患の国際的診断や分類が可能かというテーマについて、二つの計画を実行してきた。その一つは統合失調症にはじまり、反応精神病 reactive psychosis、児童の行動異常、老年精神障害、精神薄弱、神経症、人格障害（および薬物依存）と毎年、世界各国で委員会を開催し、合計約七〇例の事例記録と約四〇例のビデオ・テレビ（またはフィルム）を用いて、おのおのの診断上の問題点を討議してきたことである。一九六五年から一九七三年まで九回の委員会に参加してきた筆者として、各国および各個人の精神疾患概念の差を知るのによい機会に恵まれたと思っている。ことにアングロサクソン系の疾患概念に対して、「クレペリン体系を正しく継承する」ことを主張するソ連精神医学の生物学的精神医学の対立と、伝統的な臨床診断の立場を貫くフランス精神医学の両者は、英米中心のＩＣＤを自国内にもちこむことに強い抵抗を示した。これにくらべて、スカンジナビア精神医学は反応性精神病の概念を固執した以外は、これらの対立を折衷する立場をとり、ドイツのヘルムヘンはＩＣＤを独訳して積極的に西ドイツ精神医学にもちこんでいたことなどが印象に残っている。もちろん、これには委員の個人的特性も影響しており、オーストリアのストロッカは委員中唯一の精神分析医の立場から神経症の概念や分類に独自の主張をゆずらなかった。

一九七二年の委員会ではＷＨＯのＩＣＤグロッサリが一応承認され、折衷的実際的な診断基準案が作られたが、これについての討議は今後の課題となっている。

また七回にわたる診断会議の結果を一表にしたブルックの報告がある。別表にみられるのは、第二回委員会から第七回委員会まで続けて出席した一〇名の委員の診断が、地方の委員を含めた全出席者の診断のうちで大勢を占めた診断と一致した頻度をパーセントで示したものである。①②とあるのは、①は

別表　記載事例演習による専門委員の全員との一致度
①は第１部、②は第２部　—セミ

精神科専門委員	第２回（心因精神病）①	②	第３回（児童精神障害）①	②	第４回（老年精神障害）①	②	第５回（精神薄弱）①	②	第６回（神経症）①	②	第７回（人格障害薬物依存）①	②	平均
1（米）	19	28	29	55	33	31	39		54	47	23	24	34.7
2（日）＊	21	28	50	53	35	39	27		47	49	24	23	36.0
3（スイス）	21	24	46	51	42	40	—		38	42	23	25	35.0
4（米）	19	19	50	57	40	42	38		39	32	21	24	33.7
5（ノルウェー）	26	33	52	57	50	49	16		31	31	24	29	36.2
6（ペルー）	12	19	44	47	39	38	27						
7（仏）	26	33	43	35	50	49	16		31	31	16	31	32.8
8（英）	21	33	49	51	31	32	24		39	35	29	31	34.1
9（ソ）	—	—	49	42	47	46	20		44	38	24	24	
10（オーストリア）	—	—	41	40			9		49	47	25	30	
A11（平均）	21	27	45	48	41	40	24		40	39	23	27	
地方グループ（平均）	25	23	51	46	32	35	25		39	37	23	19	
（開催地）	（北欧）		（仏）		（ソ連）		（米）		（スイス）		（日本）		

＊筆者

始めに送られた事例記録への診断であり、②はそのあと、患者の予後を記録したものが送られてから診断したものである。全体の平均をみると、児童の行動異常の診断で最も一致度が高かったが、これは会議に提出されたイギリスのラッターの案が有効だったためかとも思われる。最も一致度の低かったのは人格障害であり、ＩＣＤ自体のサブカテゴリーにも問題があるが、人格障害が「クズ籠的診断」であることに大いに関係があろう。

完全出席の七名の委員の六回の診断の平均を出してみると、ノルウェーと日本が高く、フランスが最も低かった。これには個人的要因もあるが、ノルウェーと日本の両国がドイツ精神医学のつよい影響のあと、アングロサクソン精神医学が導入されたという共通点をもつことからもいえるように思われる。個人的条件としても、ノルウェーのエデガードは筆者より一〇歳年上だがドイツ精神医学の影響のつよかった時代に専門医の教育を受け、戦後英米に留学した人である（いささか筆者と共通点がある）。

フランスは独自の診断分類をつくり、国立研究所の名で一九六八年に「精神疾患のフランス分類」Classification Française des Troubles Mentaux として出版している。ことに déliles chroniques と Schizophrénies chroniques を区別し、この両者と psychones délirants aigënes et états confusionels を区別してこれに Schizophrénie aiguë を含めるなど多くの差がある。このフランスの疾患概念については、近いうちＷＰＡ（世界精神医学会）の専門部会がとくにフランスの考えを中心に会議を開くことになっている。

過去九年間の会議をふり返って、精神疾患概念について印象的だったいくつかの議論を思い出してみると、最初の統合失調症の会議で、症状のチェックではかなりの差があったが、統合失調症の診断では六七パーセントの一致があり、その差は国際間とイギリス国内間のちがいがなかったことや、イギリスのうつ病の診断が多いことであった。第二回の反応精神病という概念は日本では受けいれられないが、北欧では広く用いられ、「反応」の意味が内容的にも時間的にもきわめて広いこと。第三回の児童の行動障害で症状、原因、知的水準の三軸診断がラッターによって提案されたことは多元診断の原則から肯定できたが、このさいの症状群としての「児童の過動症状群 Hyperkineticsyndrome of childhood」や「児童期及び思春期特有の情緒障害」「発達上の特有の遅滞 Specific delay in development」などが、統合失調症や神経症と並ぶ三ケタ分類の症状群（ないし疾患単位）としてあげられたことは納得できないこと。とくに第四回の老年精神障害の診断会議では、八十歳の初発の妄想幻覚を示す患者に対して、ソ連以外の全委員が全員統合失調症以外の診断、たとえば老年期妄想状態、老年期パラフレニーなどとつけたのに対して、ソ連の一二名の参加者全員（精神科医）が統合失調症としたことであった。彼らによれば統合失調症は生物学的原因によるものであり、二歳で発病しようと八十歳で発病しようと、統合失調症は統合失調症であるという信念に立つものであった。ここには家族因説や心因説のはいり得ない生物学主義がある。第五回の精神薄弱の診断会議でとくに問題になったのは「社会的剝奪 Social deprivation による精神薄弱」で、ニューヨークのヨセフ・ワーティスが、ゲットーの住民の一六パーセントがこの概念にはいるだろうとしたことであった。これを多元診断の一因とすることは認められたが、結局、境界《ボーダーライン》の精神薄弱を除くことで妥協した。これはイタール以来の狼少年の議論のむし返しである。しかしこの結果、第九回ICDでは「境界」は除き、精神薄弱を「軽愚 Mild mental retardation」と「それ以上に重いもの」に大別し、後者を「中等度 moderate, 重度 severe, 最重度 profound」にわけることにおちついた。この議論もまさに現在、精神薄弱児の教育、福祉、医療をめぐって討議されている問題である。

第六回の神経症概念については、ことに神経症性格との問題や性格神経症の概念でストロッカの主張が並行線をたどった。臨床的にはキールホルツによってうつ状態の問題が最も広くとり上げられ、これはその後第九回ＩＣＤをめぐっても討議された。イギリスのＪ・Ｅ・クーパーの整理した「うつ状態カテゴリー」によると、ＩＣＤの大項目で一〇項目（Psychotic 296, 298, 307, Neurotic 300, 308, 310, Personality disorder 301, Disorder of conduct 312, 311, Other 310）、小項目で二一項目がこれに当ることになるので、精神病、神経症、人格障害、行動障害、その他の順に重さの順に並べ、よりどちらの方向に近いかで決めることが提案された。クーパーはロンドンのニューヨークの精神科病院での統合失調症とうつ病の診断差を英米精神科医のグループで検討した研究（モーズレー・モノグラフ二〇 Kendell, R. E., Psychiatric Diagnosis in New York and London, 1971.）の中心になった人である。

第七回の人格障害と薬物依存については、前述のように一致度が最も低かったのは、人格障害を主な診断とすることを避けることと、そのサブカテゴリーが不一致なことであった。たとえば、森田神経質の事例の診断名などは十以上にわかれた。ことに「反社会人格」の診断には異論が多く、第九回ＩＣＤではこの点に修正が行なわれた。

ＩＣＤをめぐる九年間の委員会活動のほかに、もう一つのＷＨＯの計画は統合失調症にはじまる国際パイロット研究であった。九カ所の支部が世界中におかれ、一五―四四歳の統合失調症を主体とする一二〇二名（うち統合失調症八一一名）の診断が比較検討され、三種の評論法（PSE=Present State Examination, Psychiatric History Schedule, Social Description Schedule）が七カ国語に訳され、逆戻り翻訳も行なわれた。その結果統合失調症プロフィルの三六組み合わせのうち三一が有意の一致を示したという。その後二年後の追跡調査の検討が行なわれているが、これに参加した各支部のリーダーは何回も会って討議しており、折衷や現実的処理が行なわれている。また一九七二年からは、うつ病の国際パイロット研究がつづけられている。

*

以上WHOの国際疾病分類をめぐる二つの動きと、第九回修正について述べてきた。問題は精神疾患概念をどのように整理したらよいかである。この点についてもし疾患概念が主として医学的概念であるべきだとしたら、より社会的、医療的概念はこれとは異なる次元に属するという考え方である。筆者はかつてレートンの「事例性caseness」という言葉からヒントを得て、レートンのいう「重さの程度」(これは一元的考えである)ではなくて、疾病性Illnessと事例性を異なる次元に属するものと考え、ここ十年近くこの考えを主張してきた。つまり、老年痴呆という器質的な精神疾患が医学的次元において決定されることは明らかであるが、この疾病をもつ人、つまり病人が病人とされ事例とされ入院や外来で医療を受けたり、福祉の対象として生活保護を受けたりする事例性とは別の次元の問題である。この両者を混同するところに精神疾患概念の混乱が生ずるのであって、その好例は薬物依存やアルコール依存は医学的疾病であるが、薬物乱用、アルコール乱用は社会的事例性の概念である。もちろん両者が併存することはあっても、それは二つの次元の交叉したところに生ずる。WHOのICDでも薬物・アルコール依存はメディカル・コードにはいるが、薬物・アルコール乱用はVコード(V44)にはいり、そのほか「物資の欠乏Lack of material resources」や「不当な社会心理環境Inadequate psychosocial environ-ment」もVにいれる(V42、V43)。また、自殺、事故、他殺のように、医学的疾病概念ではないものがある。これらはICDではEコードで整理されている(医学的コードとしては、急性薬物中毒や頸部切創であり、事故や自殺ではない)。医療のみならず、福祉、教育、司法矯正などの領域にひろげれば、事例性の意味はもっとはっきりしてくる。

精神医学における疾病概念が生物学的概念として出発したことは当然のことであるが、これを医療、福祉、教育、司法のなかにひろげていくとき、一元的な見方では通用しなくなる。たとえば老年痴呆という疾病概念も絶対的なものではなく相対的概念にならざるを得ないことは、症状の「重さ」の判定だけでは判断できず、環境との相関において判断せざるを得ないことにも示される。およそ疾患をもつ人のすべての行動を疾病行動とみなすわけにはいかないことは、器質性精神疾患についてもいえることである。医療の線に現われたから患者なのであり、患者にならない疾病をもつ人や、医学的疾病をもたないクライアントが多数存在し、この人たちへのサービスが要求されている。一般的にいえば脳器質精神病が最も疾病性がつよく、人格や行動の異常ほど事例性の要求がつよくなるのであって、躁うつ病や統合失調症はまさにこの中間にある。

反精神医学運動はまさに、疾病性の否定と事例性一辺倒の考えであるが、医療、福祉、教育という面から見れば、現実はそのように動いている。むしろ医学的疾病概念が逆手にとられ、そのまま事例性の根拠とされているところに、今日の精神疾患概念の問題がある。精神科医が「無邪気？」に精神疾患の疾病性を診断し評価したものが、ほんとうは異なる次元に属する「事例性」の根拠とされて、職場や家庭から除外され、疎外されていることも事実である。

もちろん、精神疾患に対する生物学的治療によって疾病性が軽減され、その結果事例性が減ずるという古典的な医学の考え方が成功する場合もあり、将来それが拡大されることが望まれるが、それにしても疾病性と事例性の次元を混同してはならないと考える。

加藤　（英、米、独、仏の精神障害の分類を回覧しながら）これ（ドイツのＩＣＤ翻訳と追加）はご覧になった方もありましょうが、割によく書いてあります。フランスはこの独自の分類によっています。現段階ではこの四カ国が公表された分類を用いていますが、ソ連などはまだ全体を公表しておりません。

佐々木　たとえば登校拒否はどの分類にはいりますか。

加藤　それは児童の行動異常のなかにはいりましょうが、とくに挙げてはいません。あるいは登校拒否をVかE項にすることも考えられる、それが統合失調症なら医学診断と両方にはいるわけです。要は医学診断をどこまで拡げるかによります。それからアルコーリズムはアルコール依存になり、以前の過度の飲酒とか習慣性飲酒はやめになりました。しかし、病的酩酊をアルコール精神病にいれるなど、相当問題があります。ＷＨＯとしては世界各国がせめて三ケタ分類だけでも比較して検討してほしいといっています。四ケタからあとはある程度まで各国独自のものであってよいが、三ケタ分類、たとえば統合失調症や躁うつ病という段階でも問題はあると思います。

臺さんの考えでは、ＩＣＤの二九〇から二九四までの器質的精神病までは、確かに疾患であり、統合失調症、躁うつ病などあとへ行くほど疾患ではなくなるというわけですね。統合失調症、躁うつ病は疾患をめざしている概念と思いますが。

臺　加藤さんは、疾患と病気とが並行しているのか交叉しているのかということをきかれましたが、考え方としては別の次元で並行したものであり、一人一人の事例については多元的に見ますから交叉しているともいえます。

笠原　ＩＣＤは原則としてはどこの国にもあてはまることを考えているのですか。田舎のしかも精神科以外のお医者さんでもわかるように。

加藤　そこが問題ですね、ＷＨＯでは医者の教育が必要だといっていますが。

笠原　身体疾患と心理的なものとが、そんなにはっきり区別できるかどうか。根本的には心身二元論的な考え方なのでしょうね。

加藤　ＩＣＤはやはり類型だと考えたい。類型のなかで器質的なものから機能的なものへと並べてある、外へいくほど医療的なものになり、事例に近づく。しかし交叉する次元の項目としてはもっと社会的なものを出しています。

Ｖのほうでは社会条件、たとえば結婚状態その他も出しています。

臺　ほかの病気についてもですか。

加藤　使ってもよいわけです。そのほか、薬物乱用だけで依存がなければＶコードだけになります。Ｅは純粋に医学的ではないが、医療の問題になるもので、自殺はやはり医療の問題でしょう。

臺　大分時間が少なくなりましたので、一般討論に移しますか、加藤さんの話も含めて。

初版へのあとがき

本書の「まえがき」の中で臺は、「精神医学における疾病概念」という主題をめぐって討議集会を催した理由について、「課題を整理、検討して、対立の中に共通項を見出し、将来への方向を見定める必要があると考え」たからであるとのべている。集会を終わってその結果をふり返ってみると、たしかに課題は整理、検討されたが、果たして対立の中に共通項が見出され、将来への方向づけが定まったかという点となると、甚だ疑わしい。むしろ今更に対立がはっきりと自覚されたという方が正しく、対立を越えた総合への道が踏みだされたとは到底いえないであろう。しかし参加者はいずれも、この集会が非常に有益であったこと、また将来必ずや総合が営まれるであろうという希望をもったことでは一致すると思う。

本書には散会直前にしめくくりのために行なわれた討議が収録されていない。それは録音に失敗したためであるが、その後発言した方々に記憶しているところを書いて送って頂いたので、それをまとめて要約をつけ加えようかとはじめ考えた。しかし討議は要約にすると味気がなくなり、何かとってつけたような観を呈するので、省くことにした。ただその中で生物学的規定性をめぐって内沼と臺の間に交わされた問答だけは、疾病概念に直接関係するものなので、ここにその要旨を再現しておこう。

内沼「生物学的規定性は、正常でも神経症でも精神病でも同じように存在すると思われます。ところでこの場合、生物学的規定性イコール疾患過程ということにならないわけですね」

臺「もちろんそうです」

内沼「そこで臺先生は、統合失調症の生物学的に規定された疾患過程を進行麻痺のような破壊的過程として把えておられるのですか。もしそうなら、その疾患の本態に対して生活臨床などあまり意味がないと思われるのですが。それとも生活臨床によって、その過程が可逆的に変化し得るものと考えておられるのでしょうか」

これに対する臺の答えは、統合失調症の疾患過程は進行麻痺のような進行的破壊過程ではない、したがって生活臨床によってある程度可逆的に変化し得るものである、ということであった。なお笠原がさらにこれについて質問を重ねると、臺は、統合失調症の疾患過程はきわめて独特な型をもった履歴現象であり、それ故に学習の可能性がある、笠原の分類に従えば、精神身体的反応の一つである、と答えた。

最後に、本討議集会が催されるに至った経緯について一言のべておこう。私は先に発表した「精神医学教育」と題する一文（「精神医学」誌、一五巻、九号、一九七三年）の中で、最近の精神医学ないし医療における混乱を疾病概念の混乱と関係づけて論じ、その後「保健学と臨床医学」と題する一文（東京医学、八二巻、二号、一九七四年）でこの問題に対する私なりの答えを提出した。ところがこの二論文を読んだ臺が、ひとつ何人かでこの問題を討議しようと提案し、今回の集会が催される運びとなったというのが事の真相である。私はこの機会に自分の見解をいま一度論文および討論を通して論じたので、もはや言い残したことは何もないように思うが、駄目押しの意味で一言つけ加えると、私は昨今精神医学者の間でもてはやされる疾病のメディカル・モデルとソシァル・モデルを対立させる考え方に反対である。私はどうも精神医学者がメディカル・モデルという時、身体医学の実情を理想化しているように思われてならない。身体医学もこと臨床に関する限りは、精神医学の立場と変わるものではないはずである。むしろ昨今は身体医学に従事する者こそ臨床精神医学における物の考え方から学ぶ必要があるのではなかろうか。私自身かつて内科を四年やった経験から、そのことを断言できる。そのようなわけで、今回の討議集会においても、私の考え方に一番近かったのは、精神医学者ならぬ砂原先生であったような気がするが、もっともこれはいわば片思いなので、断言はしかねる。ともあれ私はこの際臨床精神医学の真価が見直され、今後新たな発展を遂げることに本書が機縁となることを念じつつ、ペンを擱く次第である。

一九七五年二月十一日

土居　健郎

解説

村井俊哉

本書の出版は今から三十五年も前なので、現代の私たちにとってそもそもなんらかのメッセージが汲み取れるだろうかと、半信半疑で手に取った。三十五年という期間だけが問題なのではない。精神医学は、この本が出版された五年後の出来事によって、その進路を大きく変えることになったからである。一九八〇年のＤＳＭ－Ⅲの出版である。米国精神医学会の診断マニュアルの改訂第三版は、その前のＤＳＭ－Ⅱとは、まったく性格の異なるものとなった。すなわち、操作的診断という方法論の徹底した導入である。また、この時代は米国で決まったことはそのまま世界のスタンダードになるという傾向がますます強まってきた時代にも重なる。一新された診断基準は、精神科薬物療法の成功と両輪となって、その後、今日まで三十年続く精神医学の方向をかたちづくった。そして、精神医学を取り巻く大きな時代の流れとしてのＥＢＭ（evidence-based medicine 根拠に基づいた医療）の全盛と神経科学の発展とに取り残されないように精一杯ついていっているのが、現代精神医学の現状であろう。

そのような歴史を考えてみたとき、三十五年も前の議論というのは、精神医学の歴史に相当精通した読者か、古典好きの読者でなければ、現代的意義はどの程度あるのかと疑ってもやむをえないと思う。けれども、本書を実際に通読してみると、その内容は単に精神医学史的関心を惹くだけでなく、現代精神医学における生きたテーマとしても、十分に興味深い書物だった。

本書のテーマは疾病概念である。疾病概念といっても、疾病と健康の境界の問題、疾病と疾病の境界の問題、などいくつかに主題がわかれる。以下、疾病概念を巡り本書で議論されている代表的な主題をとりあげてみる。そしてその議論が、今日の精神医学・精神科医療を考える上でどのようなメッセージを与えてくれるのかについて、解説者の見解を述べてみたい。なお本書のタイトルは「精神医学と疾病概念」という総論的内容であるが、時代背景を反映し、中心的に話題になっているのは統合失調症であり、以下の解説でも、あえて明記していない場合でも、統合失調症を想定しての議論であることに留意いただきたい。

1　疾病は存在するのか？

そもそも、精神科の疾病というものが存在するのか？　この問いこそが、精神科領域の疾病概念に関する議論の最も根幹にかかわる問いであろう。実際、この本が出版された一九七五年当時は、「まえがき」で臺弘が述べているように「伝統的な医学モデルによる疾患概念は社会モデルに挑戦されて」いた時代だった。伝統的医学モデルとは、症状や経過に共通点を持つ病態の背後にある病因を探っていくと、そこには共通の生物学的基盤が見出される、そのような単位を順に発見していけば、それぞれの病因に応じた治療法も発見していくことができるだろう、という考え、すなわち疾患単位モデルである。

このような伝統的医学モデルにこの時代に挑戦していたのが、社会モデルであり、その最も先鋭な形態が「精神医学における疾病概念――社会学的視点から」の章で荻野恒一がR・D・レインから引用する、反精神医学運動の立場からの以下のような主張であった。

「反精神医学運動は広範にわたるもくろみである。すなわち精神病院の壁を打ち倒す。患者を獰猛にも隔離してしまう行き方に対抗して闘う。不可能といわれてきた精神分裂病者との対話を始める。精神分裂病者に錯乱の道を勝手に行くところまで行かせて、そのために破滅する危険を冒してまでも、そこから快癒して戻ってくるようにさせる。抑圧的かつ一時的な解決策（鎮静剤、ショック療法、その他）を拒否する。さらに自分たちに見覚えのない道とか、自分たちが容認していない道とかを選ぶ者のことを、社会は「気違い」と呼んでいるのだ、ということも世人に理解させる、などである。」

（六七頁）

本書全体では疾病概念に関する多様な話題が扱われているが、全体の討論を通じて、討論参加者全員が各様に、この反精神医学の主張をきわめて深刻に受け止め、精神医学を支える基本的パラダイムが脅かされる中で、各人各様に新たな立脚点を模索しようとしている姿がみてとれる。その苦闘と各人各様の解決が、本書の最大の魅力だと思う。

たとえば、この討論会に参加した者の中で、このような社会学的視点にもっとも直接的に共感しているのは荻野恒一のように見受けられる。しかし、その荻野にしても、そのような社会モデルが社会学「主義」や「汎」社会学説になって、疾病そのものの否定につながる危険性には警告を発している。

さて現代の精神医学の状況を考えてみるとどうであろうか？　もちろん今日では、三十五年前のように反精神医学の嵐が吹き荒れているわけではない。そして、今日の大多数の精神科医は統合失調症が医学的な疾病であるということを認めていると思う。ただ、この三十五年前のような対立軸の出現があって、精神科医をはじめ精神科医療に関わる者は多くを学び、そして、自覚的な決意をもって医学モデルを標準的な視点として受け入れた。そういった歴史を私たちは折に触れて思い起こす必要があるのではないか、そして、これから精神医学を学ぶ後進にもそのことを伝えていく必要があるのではないかと思う。

2　身体の疾病と精神の疾病は根本的に異なるのか？

さて、統合失調症に代表される主要な精神の疾病が実際に「疾病」である、ということはとりあえず認めたとして、次に問題とすべきは、身体の病気と精神の病気は基本的にその本性が異なるのかどうか、という問いである。

このテーマについては、T・サース[3]が、身体の病気は事実としての病気であるが、心の病気は価値判断であるとして、根本的に性格を異にすると主張していたのと同じ時代なので、私はきっと、本書の中でも同様の議論が展開されるのではないかと予想して読み進めた。

しかし議論はそうはなっておらず、身体の疾病で言えることは心の疾病にもあてはまる、という認識は討論参加者のほとんどで一致していた。むしろ本来共通した説明が可能なはずなのだから、疾病概念について優れたところを相互に学びあうべきだ、という共通認識が得られているようにみえる。この討論の参加者は精神科関係の十名に加え、一般医学の立場から砂原茂一が加わっているが、砂原が優れた触媒の働きを演じた結果、生産的な議論になったのではないかと思う。

ただ、それでも一点において、身体の疾病と精神の疾病の差異がどうしても浮上する問題がある。それは病識の問題である。この問題を掘り下げて議論しているのは、土居健郎の「疾病概念と精神障害」と、吉松和哉の「治療の観点からみた疾病概念」である。病識が欠如した患者は、身体の疾病の場合のように自ら助けを求めることはなく、むしろ病人として扱われることに抵抗する。「病気」とは本来、患者自らが苦しみ、助けを求めるところのものとの考えで多くの参加者は一致しているのであるから、それでは精神の病気は、「病気」とはいえなくなるのか、という疑問が生じてくる。その問いへの答えとして、土居、吉松ともに、医師の側がそこに常人の理解を超えた苦痛すなわち「病気」をみてとること、そして、患者自身もその「病気」に気づく方向へと導くことの重要性を述べている。

これらは臨床実践の場から出た卓越した見解であるが、その卓越性は認めるとしても、「病気」をみてとることの判断に医師の側の任意性・恣意性の問題が残るのではないか、と読者の皆さんは感じられるだろう。今日の精神科医療の場においては、患者の意思に反して患者の行動を制限し治療を行う権利が、一定の条件の下で一定の資格を持つ医師に付与されている。そして、このような制度が必要となる理由の最も根幹にあるのは、土居や内沼によって議論されている病識の問題なのである。こういった制度は至極当然のこととして存在するのではなく、私たちの社会が、患者の人権の尊重と治療の必要性との間での倫理的ジレンマの中で、覚悟を決めてある妥協点を選んでいるのだということを認識しておくことは重要であろう。

3　病気と健康の境界は？

精神科の疾病も身体の疾病と同じように疾病として存在する、そのことを認めたとした場合、次に問題となるのが、疾病と健康の境界である。この点については、健康と疾病を表裏とみて、健康を定義することから疾病を消極的に定義するのか、逆に疾病を定義することから健康を定義するのかという一連の議論が存在するが、(1) 臺弘の論文「病気と疾患、生活概念から生物概念へ」は、この問題を正面から扱っている。まず臺は、健康の反意語として「不健康」という用語を充てる。その上で、医療関係者に相談が持ち込まれることになる「病気」は不健康という概念の一部としての生活概念であるとし、さらに生物学的基盤に裏づけられた「実体概念」としての「疾患」という用語を「病気」と使い分ける。不健康、病気、疾患という三つの用語を使い分ける驚くほど整理された議論である。

このようにして、しばしば等価のものとして捉えられる不健康、病気、疾患という概念をいくつかの側面に分解することが、健康と病気の接点を引く上で有用であるということが見えてくる。土居健郎は病気を「周囲の同情と助けの対象となり得る身心の苦痛」と定義するが、生物学的基盤としての病理的現象と対比させ、判断概念としての「病気」を定義する点で、論理としては臺と似通っている。ただし、精神科医の役割として「病気」よりも「疾患」にそのアクセントを置いているとして、土居は臺に異を唱え、自らはむしろ「病気」へのアクセントの必要性を強調する。

この当時の時代状況を知らない読者であれば、なぜこのようなやや抽象的とも言える議論に、それぞれの著者がこれだけアクティブに発言し、そして議論が白熱するのだろうか、と不思議に思われるかもしれない。もちろん、健康と病気の定義・境界を巡る議論は、今日でも多くの専門家が関わるテーマではある。ただ、今日そのような議論に中心的に関わっているのは、臨床精神科医ではなく、医療人類学などを専門とする人文科学の専門家であることが多い。では、なぜこの時代はそうだったのか？

先述のように、この時代は「伝統的な医学モデルによる疾患概念は社会モデルに挑戦されて」いた時代だったのである。その最も先鋭的な主張が先述した反精神医学と呼ばれる主張である。健康と病気の境を論じるという議論は、決して抽象的な話題ではなく、精神医学の体系が根幹のところで揺さぶられ、精神科医という同業者集団が、この問題を巡って大きく意見が対立する中での、議論だったのである。すなわち、「病気」の概念を巡る議論は、ひとりの精神科医である自分の態度・生き方を自らに、同業者に、そして社会に対してどのように示すか、という決意の問題であったことをうかがわせる。

その一方で、そのような態度的側面と切り離して、本書全体を通じて、議論の論理的整合性、用いる概念の厳密性は、非常に高い水準にある。討論の部分はフリー・ディスカッションの録音ということを考えると、焦点が逸れていかない議論が展開されていることに驚嘆させられる。

4　「疾患」の根拠は？

上記のような判断概念としての「病気」と実体概念としての「疾患」の区別について、討論参加者すべてが同意しているわけではないが、さしあたりそのような区別があるとした場合、では、実体概念としての「疾患」については、何を持って実体と成すかが問題となる。臺は、生物学的障害によって規定される、あるいはそのような障害の存在が想定さえるものを「疾患」と考えた。

これはたしかにわかりやすい議論であるが、現実にはそれが難しいだろうというのが、井上英二の「類型と疾患についてのエッセイ」である。井上は、現実に精神科のほとんどの「疾患」はその生物学的基盤は明らかではなく、「疾患」は作業仮説であると述べる。

笠原嘉は「内因精神病における疾病概念の今日の混乱について」において、生物学的な病因追求が満足のいくものでない現状を振り返り、心因論についての詳細な議論を行っている。ただ、笠原は生物学的病因に対峙するものとして心因をとりあげるものの、そこには、個人内の要因としての狭義の心因から、家族の問題としての家族因、さらには、それを超えた広く社会・国家のレベルの社会因というように、異なるレベルがあるという点を強調している。そして、家族研究から得られた洞察をより大集団の社会にまで粗雑に拡張するレインら反精神医学の見解を批判している。

現状はどうであろうか？　操作的診断基準ＤＳＭ－Ⅲの導入にあたっても問題となったのは、精神科の疾病には身体疾患のような確固たる病理所見が知られているものはほとんどないということであった。Ｇ・クラーマンは、ＤＳＭ－Ⅲは「推測される病因に基づく基準ではない。病因的基準ではなく記述的基準に依拠するからといって、そのことは、分類と診断は因果関係に基づくべきとする現代の科学的医学の理想の放棄を意味するのではない。そうではなくて、このことは、私たちが現在治療しているほとんどの障害についてはその病因についての証拠がきわめて限られている、という残念な現実を扱うための戦略様式なのである」と述べている。[2] すなわちDSM－IIIとは、それを用いることで今後その妥当性を検証するような研究を促していく暫定的なツールであるという発想である。

そういう意味では、DSM－IIIの発想は、上述の井上の議論と重なり合う見解であるといえるだろう。ただ、現実の医療では、精神科医は、それが作業仮説であるということを常に意識しているわけではなく、受診した患者になんらかの診断をつけねばならず、その保険病名に応じて処方できる薬剤も決まってくる。そういう状況の中で、診断基準の成立過程にあった前提が忘れられ、あたかもそれぞれの病名の背後には確固たる生物学的実体概念があるかのような印象を、精神科医の側も患者の側もどうしても持ってしまいがちになる。今日、デ・ファクト・スタンダードとしてDSM－IV－TR（DSM－IIIはその後DSM－III－R、DSM－IV、DSM－IV－TRと改訂を重ねたが基本的構想には変化はない）を手にしている私たちは、そのスタンダードが成立する前の三十五年前の議論を振り返ることで、今日、私たちが手にしているものの意味について再認識しておくことは重要であろう。

5　疾病と疾病の境はどのように決めるのか？

疾病と健康の境界に続く議論として重要なのは、疾病と疾病の境界である。疾病分類学と呼ばれるこの議論は、近代精神医学がその黎明期から最も力を割いてきたテーマであろう。今日の疾病分類の基礎を築いたE・クレペリンの疾病分類の変遷について詳細な検討を加えたのが、内沼幸雄の「クレペリンのパラノイア論――精神医学基本問題の形成」である。精神医学の教科書などでは、クレペリンは、今日でいうところの統合失調症と気分障害という二大精神疾患の区分を提唱したことによって何よりその名が登場する。クレペリンの功績のこの部分がこれだけ強調される理由は、この二大精神疾患の分類構想を、今日の国際標準の診断基準が基本的に受けついでいることによるのだろう。

しかし内沼は、パラノイア概念の歴史的変遷を辿りながら、クレペリンによるいわゆる二大精神病論というのは、それほど単純なものではないということを解き明かしていく。ドイツ精神医学の歴史を辿ると、もともとパラノイア概念は、単一精神病論へのアンチテーゼとして提唱されたが、その後その概念が急速に拡張されることになった。そしてパラノイアと診断される患者の割合も急速に増加したのであるが、クレペリンが自らの教科書に改訂を重ねる中でパラノイア概念は次第に整理され縮小していった。ただし、概念は縮小したものの、内沼は、パラノイア概念は理想型としての意義を残したと述べている。

疾病と疾病の境界を決めることは、その境界が最終的にどこに定まったかという結果が最も重要なのではなくて、それを決めていく精緻な臨床観察と思考過程にこそ意義がある、そのことを考えさせる議論である。

疾病分類学が持つ同様の側面は、藤縄昭の「統合失調性疾患類型の細分化について」にも言える。ここで藤縄は精緻な症例観察に基づき、「自己漏洩症」「二〇歳代後半における一過性妄想精神病」という二つの疾患類型を提案している。

現在の状況はどうであろうか？　操作的診断基準の普及によって、こういった議論が行われる機会は極端に減ってしまったように思える。もちろん各国ごとにそして場合によってはそれぞれの精神科病院や大学で独自の診断基準が提案され、それがローカル・スタンダードとなるようでは、精神科医同士のコミュニケーションはほとんど不可能となり、また患者やコメディカルと情報を共有することも困難であり、さらには精神障害に対する一貫した行政政策もとりようがないから、これは由々しき問題である。この問題を解決していこうという取り組みについては、まだ一九八〇年より前なので萌芽的段階ではあるが、加藤正明の「国際疾病分類と精神疾患概念」でも紹介されている。

したがって、グローバル・スタンダードの操作的診断基準の策定は必須の出来事であったといえようが、ただし、そのようなグローバル・スタンダードが成立したことのネガティブな側面としては、それぞれの患者の経過や予後を観察することに精神科医が以前ほどは熱心ではなくなってしまった、ということが挙げられるだろう。重厚な記述精神病理学に裏づけられた疾病分類学の議論を、現代の私たちは時に振り返るべきではないだろうか？

6 精神科医の役割は？

佐々木雄司は、「精神衛生の実践面から——病院以外の場で、ケースや家族と接して」の中で、ケースネス（事例性）の概念を導入している。佐々木はこの用語をこの討論参加者の加藤の論文から知ったと述べる。少なくとも、保健所という場での地域精神保健活動の現場では、医学的な「疾患」診断よりも、その事例がどのようにケースとして浮かび上がってきたかという事例性のほうが、実践的にははるかに重要だという主張である。

この「ケースネス」の概念は、臺によれば「不健康」の概念に相当する。しかし、臺は精神科医の精神科医たる所以は、「疾患」にアプローチできる視点であるとしているように、どこまでが精神科医の仕事か、精神科医の本分は何か、という点については、この討論への参加者の間でかなりばらつきがあるようである。

現在では、多職種が共同してチーム医療にあたるというのが精神科でも当たり前となった。しかし、現在の精神科医に調査を行ってみたとしても、意見は大きく以下の二つの見解に分かれるだろう。ひとつの考えは、患者への包括的支援のヘッドクォーターは、医師、精神保健福祉士、臨床心理士、看護師など複数存在し、医師はその中のあるひとつの側面において主導的な役割を演じるというチーム医療のあり方であり、もうひとつの考えは、チーム医療を最終的に統括するリーダーとして、患者の生物・心理・社会のすべての側面において精神科医が強力な司令塔となる、そういうチーム医療のあり方である。

つまり、この問題は、精神科医療にかかわる者に投げかけられた現代でもまだ現在進行中の問いであり、医療者ひとりひとりの態度としてだけでなく、制度・システムとしても、これから目指すべき方向を模索しなければならない課題であろう。

＊

以上、本書が書かれた時代にはまだ精神科医になるずいぶん前だった中堅精神科医の立場から、討論全体に共通するテーマを俯瞰するかたちで解説を加えてみた。しかし、魅力的な本書は、上記のような読み方以外にも、もっと多様な読み方ができると思う。なんといっても本書は執筆陣が錚々たるメンバーである。読者の皆さんのそれぞれが共感を寄せる執筆者の執筆箇所と討論での発言を選択的に注意深く読み込むという読み方でも、学ぶところは非常に大きいのではと思う。

（京都大学大学院医学研究科・精神医学）

文　献

（1）Ghaemi, S.N., *The concepts of psychiatry: a pluralistic approach to the mental illness*. The Johns Hopkins Press, Baltimore, 2007.（村井俊哉訳『現代精神医学原論』みすず書房、二〇〇九年）
（2）Klerman, G., Vaillant, G., Spitzer, R. et al., A debate on DSM-III. *American Journal of Psychiatry* 141: 539-553, 1984.

(3) Szasz, T.S., *The myth of mental illness: Foundations of a theory of personal contact.* Rev. ed. Harper and Row, New York, 1974.

刊行にあたって

一、本シリーズは、現代精神医学の発展を支えてきた医学者による名著を中心に、人間理解への卓越した視点に基づく著作を新たに編纂し、刊行するものである。
一、本書の初版は、一九七五年に同名の単行本として東京大学出版会より刊行された。
一、巻末には解説者による本書初出の解説を付した。
一、原文にある「精神分裂病」の表記は「統合失調症」に改めた。
一、刊行にあたり、全篇新字体・新仮名遣いに改めるとともに、適宜現代的表記を用いた。また、今日において差別的、不適切と思われる表現も著者の執筆意図、時代背景を重視し、そのまま収録した。

編者略歴

臺弘〈うてな・ひろし〉1913年生まれ．1937年東京大学医学部卒．都立松沢病院，群馬大学医学部教授，東京大学医学部教授などを経て，現在坂本病院勤務．著書『精神医学の思想』（筑摩書房）『分裂病の治療覚書』（創造出版）他．

土居健郎〈どい・たけお〉1920年生まれ．1942年東京大学医学部卒．東京大学医学部教授，国際基督教大学教授，国立精神衛生研究所長，聖路加国際病院顧問を歴任．2009年歿．著書『「甘え」の構造』（弘文堂）他．

執筆者略歴

井上英二〈いのうえ・えいじ〉1919年生まれ．1942年東京大学医学部卒．東京大学名誉教授．

荻野恒一〈おぎの・こういち〉1921年生まれ．1944年京都大学医学部卒．京都大学名誉教授．1991年歿．

笠原嘉〈かさはら・よみし〉1928年生まれ．1952年京都大学医学部卒．名古屋大学名誉教授．桜クリニック名誉院長．

佐々木雄司〈ささき・ゆうじ〉1932年生まれ．1957年東京大学医学部卒．獨協大学名誉教授．

内沼幸雄〈うちぬま・ゆきお〉1935年生まれ．1960年東京大学医学部卒．帝京大学名誉教授．群馬病院名誉院長．

吉松和哉〈よしまつ・かずや〉1934年生まれ．1960年東京大学医学部卒．式場病院院長．

藤縄昭〈ふじなわ・あきら〉1928年生まれ．1953年京都大学医学部卒．京都大学名誉教授．

加藤正明〈かとう・まさあき〉1913年生まれ．1937年東京大学医学部卒．東京医科大学名誉教授．2003年歿．

《精神医学重要文献シリーズ Heritage》

臺 弘・土居健郎編

精神医学と疾病概念

2010年 8月 9日 印刷
2010年 8月 19日 発行

発行所 株式会社 みすず書房
〒113-0033 東京都文京区本郷5丁目 32-21
電話 03-3814-0131(営業) 03-3815-9181(編集)
http://www.msz.co.jp

本文組版 キャップス
本文印刷所 萩原印刷
扉・表紙・カバー印刷所 栗田印刷
製本所 青木製本所

Printed in Japan
ISBN 978-4-622-08238-5
[せいしんいがくとしっぺいがいねん]